CHANGJIAN MANXINGBING
YINGYANG PEICAN

常见慢性病
营养配餐

胡敏 姚伟荣 主编

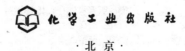

化学工业出版社

·北京·

内容简介

本书主要围绕常见慢性病的饮食原则、食物选择与食疗菜肴推荐、一日食谱等进行介绍，突出食物、营养与疾病的关系，把营养学的基本理论与健康观念和保健知识有机地结合起来，讨论如何通过合理膳食促进健康。本书内容由浅入深，通俗易懂，应用性强，提供了大量科学实用的食谱，以供读者借鉴选用。

本书可作为营养师、营养配餐师、健康管理师、基层医务工作者等的工具书，也可作为科普读物供广大居民阅读参考。

图书在版编目（CIP）数据

常见慢性病营养配餐 / 胡敏，姚伟荣主编 . -- 北京：化学工业出版社，2025. 6. -- ISBN 978-7-122-47611-1

Ⅰ . R459.3

中国国家版本馆 CIP 数据核字第 2025P80L13 号

责任编辑：邱飞婵　　　　　　　　文字编辑：林玥彤　李　平
责任校对：边　涛　　　　　　　　装帧设计：史利平

出版发行：化学工业出版社
　　　　　（北京市东城区青年湖南街 13 号　邮政编码 100011）
印　　装：河北延风印务有限公司
710mm×1000mm　1/16　印张 14¾　字数 208 千字
2025 年 7 月北京第 1 版第 1 次印刷

购书咨询：010-64518888　　　　　售后服务：010-64518899
网　　址：http://www.cip.com.cn

编写人员名单

主　编　胡　敏　姚伟荣

副主编　尧梅香　刘海江

编　者　胡　敏　姚伟荣　尧梅香

　　　　　刘海江　冯　花　张中伟

　　　　　陈　芳　陈智群　金　巧

　　　　　潘　瑶　顾振顺　袁　钊

前言

随着我国居民生活水平的不断提高和预期寿命的不断延长，慢性病（全称慢性非传染性疾病）已经成为影响居民健康及生活质量的主要卫生问题，也是我国居民的最主要死因。慢性病不特指某种疾病，而是一类起病隐匿，病程长且病情迁延不愈，不具传染性且病因复杂的疾病的总称。

常见的慢性病主要有心脑血管疾病、癌症、糖尿病、慢性呼吸系统疾病等。世界卫生组织调查显示，慢性病的发病原因60%与个人生活方式有关，如膳食不合理、缺乏锻炼等，同时还与遗传、医疗条件、社会条件和气候等因素有关。因此，常见的慢性病又被称为生活方式疾病。慢性病的危害主要是造成脑、心、肾等重要脏器的损害，易造成伤残，影响劳动能力和生活质量，且医疗费用极其昂贵，增加社会和家庭的经济负担。

本书主要围绕常见慢性病的饮食原则、食物选择与食疗菜肴推荐、一日食谱等进行介绍，突出食物、营养与疾病的关系，把营养学的基本理论与健康观念和保健知识有机地结合起来，讨论如何通过合理膳食促进健康。本书内容由浅入深，通俗易懂，应用性强，提供了大量科学实用的食谱，以供读者借鉴选用。本书可作为营养师、营养配餐师、健康管理师、基层医务工作者等的工具书，也可作为营养与健康方面的科普读物，向广大居民普及慢性病的防治知识，有利于全面推进全民健康。

限于编者水平，书中疏漏及不当之处在所难免，敬请广大读者提出宝贵意见，以便进一步修订和完善。衷心感谢为本书编写和出版提供支持与帮助的有关单位和个人。

编者

2025 年 1 月

目录

绪　论

近年来，随着我国城镇化推进、经济高速发展和卫生服务水平的不断提高，居民健康状况和营养水平不断改善，人均预期寿命逐年增长。我国人口疾病谱已经发生了很大变化，以心脑血管疾病、恶性肿瘤、糖尿病、慢性呼吸系统疾病为主的慢性病已经成为影响国民健康的最主要疾病。慢性病又被称为生活方式疾病，已成为我国居民的最主要死因。2019年我国因慢性病导致的死亡占总死亡88.5%，其中心脑血管疾病、癌症、慢性呼吸系统疾病死亡比例为80.7%，慢性病防控工作仍面临巨大的挑战。

由于中国居民高脂肪、多盐、多糖的饮食习惯与在外就餐频率上升等不健康生活方式仍然普遍存在，中国城乡各年龄段居民超重或肥胖率持续上升。根据报告，2020年中国18岁及以上居民男性和女性的平均体重分别为69.6kg和59.0kg，与2015年发布结果相比分别增加3.4kg和1.7kg。超过一半的成年居民超重或肥胖，6岁以下儿童、6～17岁青少年超重肥胖率分别达到10.4%和19.0%。居民膳食人均脂类食物的消费量持续上升，每日烹调用盐和用油量仍远高于中国营养学会膳食推荐量。与此同时，随着生活水平提高，居民点外卖及在外就餐频率不断上升，这类食物中油、盐的用量应引起关注。另外，儿童青少年摄入含糖饮料及甜点的情况十分普遍，15岁以上人群吸烟率和成人30天内饮酒率均超过25%，各年龄段身体活动水平不足的问题普遍存在。

慢性病可防可控，世界卫生组织提出，预防是成本效益最高的慢性病防控手段。控烟、减盐、改善膳食和增加身体活动、减少有害饮酒、推广基本药物和技术被国际上推荐为五项优先干预措施。《中国居民营养与慢性病状况报告（2020年）》（以下简称报告）结果显示，我国营养改善和慢性病防控工作取得积极进展和明显成效，儿童青少年生长发育水平持续改善、重大慢性病过早死亡率逐年下降、控烟限酒成效显著，居民更加关注自身健康。综合考虑人口老龄化等社会因素和吸烟等危险因素现状及变化趋势，我国慢性病的总体防控形势依然严峻，防控工作仍面临着巨大挑战。

党中央、国务院高度重视慢性病防控，已将实施慢性病综合防控战略纳入《"健康中国2030"规划纲要》，将心脑血管疾病防治行动、癌症防治行动、慢性呼吸系统疾病防治行动、糖尿病防治行动和合理膳食行动等15个重大行动纳入《健康中国行动（2019—2030年）》，通过普及健康知识、参与健康行动、提供健康服务等措施，全面推进全民健康。

第一章

代谢性疾病与营养

第一节 超重和肥胖症

随着生活水平的改善和体力劳动的减少，超重和肥胖症有逐年增加的趋势，已成为世界性的健康问题之一。肥胖症既是一个独立的病症，又是 2 型糖尿病、心血管疾病、高血压、卒中和多种癌症的危险因素，被世界卫生组织列为造成疾病负担的十大危险因素之一。超重和肥胖症会引发一系列健康、社会和心理问题。早在 1948 年世界卫生组织已将肥胖症列入疾病分类名单。我国成人肥胖率由 2002 年 7.10% 上升至 2020 年 16.40%，超重率由 2002 年 22.80% 上升至 2020 年 34.30%，流行趋势为中心性肥胖（腹型肥胖）的比例更高，城市肥胖率高于农村（但差距在逐渐缩小），男性肥胖率增长速度高于女性，超重和肥胖症与收入水平呈正相关。积极预防和控制与超重和肥胖症有关的疾病、改善健康状况、延长积极的生命期限和提高人群生活质量已经成为我国公共卫生的根本任务之一。

一、什么是超重和肥胖症

超重是介于正常和肥胖间的身体状态。肥胖症是体内脂肪堆积过多或分布异常而达到危害程度的一种慢性代谢性疾病。正常成年男子的脂肪组织占体重的 15%～20%，女子占 20%～25%。若成年男子脂肪组织超过 20%～25%，女子超过 30%，即为肥胖症，常表现为体重超过身高对应标准体重值的 20% 以上。轻度肥胖症者无明显症状，中重度肥胖症者因体重负荷增大，可出现气急、关节痛、肌肉酸痛、体力活动减少等。患者还常因体型而有自卑、焦虑、内向、抑郁、孤独等心理问题。如果脂肪主要在腹壁和腹腔内蓄积过多，被称为中心性肥胖或向心性肥胖，对代谢影响很大。中心性肥胖是多种慢性病的最重要危险因素之一。

按病因和发病机制，肥胖症可分为单纯性肥胖和继发性肥胖两大类。单纯性肥胖往往是由于饮食结构的不合理与营养膳食的不平衡而导致的，可伴发高血压、高脂血症、糖尿病、胆石症、胆囊炎等。继发性肥胖往往是继发于某些疾病，如甲状腺功能减退症、性功能减退症、下丘脑 - 垂体炎症、肿瘤等疾病。

超重和肥胖症的发生是由多种影响因素综合作用而引起的，即不同个体受遗传因素、生活方式、环境因素和社会因素的影响不尽相同，对能量摄入、食物的生热作用和体重调节反应也不同。因此，超重和肥胖症不能简单地用单一因素来解释病因。

临床评价肥胖症的常用指标如下。

（1）**理想体重**　理想体重，又称标准体重。常用 Broca 公式、Broca 改良公式和平田公式进行计算。

Broca 公式：身高＜165cm，理想体重（kg）= 身高（cm）-100；身高≥165cm，理想体重（kg）= 身高（cm）-110。

Broca 改良公式：理想体重（kg）= 身高（cm）-105。

平田公式：理想体重（kg）= ［身高（cm）-100］×0.9。

我国多采用 Broca 改良公式。实际体重位于理想体重的 ±10% 为正常范围，±（10%～20%）为超重 / 瘦弱，±20% 以上为肥胖 / 极瘦弱，+20%～+30% 为轻度肥胖，+30%～+50% 为中度肥胖，+50% 以上为重度肥胖。

（2）**体质指数（BMI）**　BMI 是目前评价 18 岁以上成人群体营养状况的常用指标。BMI 不仅对反映体型胖瘦程度较为敏感，而且与皮褶厚度、上臂围等营养状况指标的相关性也较高。BMI 考虑了身高和体重两个因素，常用来对成人体重过低、体重超重和肥胖进行分类，且不受性别影响，并且简便、实用，但是对于某些特殊人群如运动员等，BMI 就不能准确反映超重和肥胖的程度。

BMI 计算公式：体质指数（BMI）＝体重（kg）/［身高（m）］^{2}

WHO 建议，BMI＜18.5kg/m^2 为消瘦，18.5～24.9kg/m^2 为正常，25.0～29.9kg/m^2 为超重，≥30.0kg/m^2 为肥胖，30.0～34.9kg/m^2 为一级肥胖，35.0～39.9kg/m^2 为二级肥胖，≥40.0kg/m^2 为三级肥胖。亚洲标准：BMI18.5～22.9kg/m^2 为正常，23.0～24.9kg/m^2 为超重，≥25.0kg/m^2 为肥胖。根据《成人体重判定》（2013），我国成人 BMI 标准：BMI＜18.5kg/m^2 为体重过低，18.5～23.9kg/m^2 为正常，24.0～27.9kg/m^2 为超重，≥28.0kg/m^2 为肥胖。

（3）**腰围、臀围及腰臀比**　腰围是腋中线肋弓下缘和髂嵴连线中点的水平位置处体围周长，12 岁以下儿童以脐上 2cm 为测量平面。测量腰围时，被测者取站立位，两眼平视前方，自然均匀呼吸（不要收腹或屏气），腹部放松，两臂自然下垂，双脚分开 25～30cm（两腿均匀负重），在双侧腋中线肋弓下缘和髂嵴连线中点处做标记，将软尺轻轻贴住皮肤，经过双侧标记点，围绕身体一周，平静呼气末读数。

臀围是臀部高点平面体围，反映臀部骨骼和肌肉的发育情况。测量臀围时，被测者取站立位，两眼平视前方，自然均匀呼吸，腹部放松，两臂自然下垂，双足并拢（两腿均匀负重），穿贴身内衣裤，将软尺轻轻贴住皮肤，经过臀部最高点，围绕身体一周读数。

腰围、臀围以厘米（cm）为单位，精确到 0.1cm，重复测量一次，两次测量的差值不得超过 1.0cm，取两次测量的平均值。

腰臀比是腰围（cm）和臀围（cm）的比值。

WHO 建议采用腰围和腰臀比来判定腹部脂肪分布，并且规定男性腰围≥102cm、女性腰围≥88cm，男性腰臀比≥0.9、女性腰臀比≥0.8 作为中心性肥胖的标准。我国提出男性腰围≥90cm、女性腰围≥85cm 为成人中心性（向心性）肥胖。

识链接

基于有无代谢异常的肥胖症分型

基于有无代谢异常进行肥胖症分型的方式，是根据腰围、BMI、内脏脂肪、瘦体重及代谢异常，划分为不同的肥胖症分型（见表1-1）。该分型方式有助于更好地评估肥胖症相关健康风险，并指导制订适合的治疗方案。

表1-1　基于有无代谢异常的肥胖症分型

项目	代谢健康体重正常	代谢不健康体重正常	代谢健康肥胖症	代谢不健康肥胖症	肌少性肥胖症
腰围	正常	正常/高	正常	高	高
BMI	正常范围	正常范围	肥胖	肥胖	肥胖
内脏脂肪	正常	高	正常	高	高
瘦体重	正常	正常	高	正常	低
代谢异常	无	有	无	有	有

注：引自《肥胖症诊疗指南（2024年版）》。

二、超重和肥胖症患者饮食原则

能量摄入过多是导致超重和肥胖的最主要因素。摄入过多能量可发生在任何年龄段，但在幼年开始，多食对肥胖症的发生具有更重要意义。大量研究证实，许多成人肥胖都始于幼年肥胖。学龄前肥胖儿童发展为成人肥胖的危险度是非肥胖儿童的20～26倍，学龄肥胖儿童发展为成人肥胖的危险度是非肥胖儿童的3.9～5.6倍。而且成年起病者多为脂肪细胞体积增大，幼年起病者多为脂肪细胞数量增多合并脂肪细胞体积增大，更不易控制。

饮食疗法是超重和肥胖症治疗过程中最重要的基础治疗，基本原则为低能量、低脂肪、保证优质蛋白质、多粗粮、增加新鲜蔬菜和水果占膳食中的比重。超重和肥胖症患者通过饮食疗法可限制能量的摄入，使机体的能量消耗大于能量的摄入，以达到减重及预防心脑血管疾病、高血压、糖尿病等疾病的目的。但是，肥胖症容易反弹，所以必须长期坚持控制能量摄入，增加体能消耗，促进体脂分解，才可以达到减轻体重的目的。对饮食能量的控制应注意个性化，且循序渐进。

1. 限制总能量摄入量

能量供给量应低于能量消耗量。成年轻度肥胖症，以比平日减少能量摄入 125～250kcal/d[1] 来配制一日三餐的膳食；中重度肥胖症，减少 500～1000kcal/d，但能量摄入量不应少于 1000kcal/d，这是较长时间能坚持的最低水平。减少能量摄入量应循序渐进，切忌骤然降至最低水平以下。体重也不宜骤减，轻度肥胖症患者体重以每月减轻 0.5～1.0kg 为宜，中重度以上肥胖症患者体重每月减轻 2.0～4.0kg 较为合适。限制膳食总能量摄入量治疗肥胖主要分为下列 5 种疗法。

（1）**限制总能量的平衡膳食** 成年轻度肥胖症者，可采用限制总能量的平衡膳食（简称限制能量平衡膳食）。限制能量平衡膳食目前主要有三种方式：

① 在目标摄入量的基础上按一定比例递减（一般减少 10%～30%）。

② 在目标摄入量的基础上每日减少 300～500kcal。

③ 女性每日供能 1000～1400kcal，男性每日供能 1400～1800kcal。

限制能量平衡膳食的脂肪供能比例应与正常膳食一致，可适当补充海鱼或鱼油制剂，对肥胖症患者动脉弹性、血压、心率、血甘油三酯及炎症指标等均有明显改善。限制能量平衡膳食应适当提高蛋白质供能比例，这样有利于维持机体氮平衡，具有降低心血管疾病风险、增加骨矿物质含量等作用。碳水化合物的来源应适当增加粗粮的摄入，保证膳食纤维的摄入量（25～30g/d）。严格限制含糖类食物或饮料的摄入。每天摄入的主食量不要少于 150～200g，否则容易出现酮症酸中毒。

---

[1] 1kcal=4.184J。

限制能量平衡膳食干预后，可有效降低体重、脂肪组织重量、内脏脂肪面积以及动脉粥样硬化的发生风险，对延长寿命、延缓衰老等具有明确干预作用。

目标摄入量的计算方法

首先计算基础能量消耗（BEE），然后以基础能量消耗为基础，乘以身体活动水平（PAL）来估算成人的能量需要量。

目前，最为公认的推算 BEE 的公式是 Schofield 公式，见表1-2。按照此公式计算的中国人的基础代谢偏高，目前尚缺乏我国居民基础代谢的研究数据，因此，中国营养学会建议将18～59岁人群按此公式计算的结果的95%，作为该人群的基础能量消耗参考值。

表1-2 按体重计算基础能量消耗的公式

年龄/岁	男		女	
	kcal/d	MJ/d	kcal/d	MJ/d
18～30	$15.057W+692.2$	$0.0629W+2.89$	$14.818W+486.6$	$0.0619W+2.03$
30～60	$11.472W+873.1$	$0.0479W+3.65$	$8.126W+845.6$	$0.0340W+3.53$
>60	$11.711W+587.7$	$0.0490W+2.457$	$9.082W+658.5$	$0.0379W+2.753$

注：W=体重（kg）。

人体活动水平或劳动强度的大小直接影响着机体能量需要量。中国营养学会专家委员会在制订2023年版中国居民膳食营养素参考摄入量（DRIs）时，将中国人群成人身体活动强度分为三级，即低强度身体活动水平（PAL 1.4）、中等强度身体活动水平（PAL 1.7）和高强度身体活动水平（PAL 2.0），见表1-3。如果有明显体育运动或高强度休闲活动者，PAL 增加0.3。

表1-3　中国成年人身体活动水平分级

活动水平	PAL	生活方式	从事的职业或人群
低强度	1.4	静态生活方式/坐位工作，很少或没有高强度的休闲活动；静态生活方式/坐位工作，有时需要走动或站立，但很少有高强度的休闲活动	办公室职员或精密仪器机械师；实验室助理、司机、学生、装配线工人
中等强度	1.7	主要是站着或走着工作	家庭主妇、销售人员、侍应生、机械师、交易员
高强度	2.0	高强度职业工作或高强度休闲活动方式	建筑工人、农民、林业工人、矿工

注：有明显体育运动或高强度休闲活动者（每周4～5次，每次30～60min），PAL增加0.3。

由于基础代谢率（BMR）随着年龄增长而降低，中国营养学会对50岁以上的人群各PAL组的基础能量消耗进行了调整，较18～49岁人群组BEE下调5%（按照千克体重计）。中国18岁以上成年人能量需要量（EER）见表1-4。

表1-4　中国18岁以上成年人能量需要量

性别	年龄/岁	目标参考体重/kg	BMR		EER		
			/(kcal/d)	/[kcal/(kg·d)]	PAL=1.4 /(kcal/d)	PAL=1.7 /(kcal/d)	PAL=2.0 /(kcal/d)
男性	18～	65.0	1510	23.2	2150	2550	3000
	30～	63.0	1481	23.5	2050	2500	2950
	50～	63.0	1407	22.3	1950	2400	2800
女性	18～	56.0	1223	22.0	1700	2100	2450
	30～	56.0	1209	21.6	1700	2050	2400
	50～	55.0	1148	20.9	1600	1950	2300

（2）**低能量膳食** 低能量膳食是指将正常自由饮食摄入的能量减去 30%～50% 的膳食模式。低能量膳食是在满足蛋白质、维生素、矿物质、膳食纤维和水这五大营养素的基础上，减少脂肪和碳水化合物的摄入。该方法必须在医生 / 临床营养师的严格指导下进行，预防并发症的发生。低能量膳食疗法由于能量限制较严格，不是肥胖症患者膳食治疗的首选方法。

（3）**极低能量膳食** 极低能量膳食，也称为半饥饿膳食。通常指每日只摄入 600～800kcal 能量，能量主要来自于蛋白质，而脂肪和碳水化合物的摄入受到严格限制。机体处于饥饿状态，因其能引起机体肌肉组织减少、电解质平衡紊乱等不良反应，故并不作推荐。该方法必须在医生 / 临床营养师的严格指导下进行，预防并发症的发生。极低能量膳食疗法的治疗时间通常为 4 周，最长不超过 8 周。如果在治疗过程中出现进行性的贫血、肝功能异常、严重的电解质紊乱特别是低钙血症、心律失常等症状，应及时停止极低能量膳食疗法。

（4）**高蛋白膳食** 高蛋白膳食强调蛋白质的供给量提高，一般为占全天能量的 20% 以上，但一般不超过每日总能量的 30%。在总能量控制相同的前提下，有研究表明高蛋白膳食对肥胖症患者血清中的甘油三酯、高密度脂蛋白胆固醇的改善更明显，体脂减少更明显，高蛋白膳食可能对存在糖尿病、心血管疾病和代谢综合征风险的患者有帮助。由于慢性肾病患者可能因高蛋白饮食而增加肾脏血流负荷，建议合并慢性肾病的患者应慎重选择高蛋白膳食疗法。

（5）**轻断食膳食** 轻断食膳食也称间歇式断食，常用的方法有三种：第一种为 1 周内 5 天正常进食，其他 2 天（非连续）则采取极低能量膳食，摄取平常的 1/4 能量（女性约 500kcal/d，男性约 600kcal/d）的饮食模式；第二种为每天留出 12～16 小时的胃部"空窗期"，如晚上 4 点到第二天早上 8 点不进食，其余时间正常进食；第三种为隔日断食法，如周一正常吃，周二食用不超过 500kcal 的食物，周三再正常吃，如此往复。有研究表明，采用轻断食膳食可明显降低超重和肥胖症患者的 BMI 值，可有效减重及预防 2 型糖尿病，对超重和肥胖症患者的血糖、胰岛素及低密度脂蛋白胆固醇、高密度脂蛋白胆固醇等生化指标均有改善。

2. 充足的维生素、矿物质和膳食纤维

无论采用哪种膳食疗法，除限制能量摄入量外，其他营养素包括各种维生素、矿物质和膳食纤维应供给充足，且比例要均衡。对于想减肥的人来说，首先是增加蔬菜的摄入，因为蔬菜能量很低，又含有丰富的维生素、矿物质，是减肥饮食中应增加摄入的食物。其次是主食类改为全谷类食物（如燕麦、胚芽米、糙米等），减少白米饭、白面条及白面包等精制食物的量。水果虽然和蔬菜一样含有丰富的维生素、矿物质和膳食纤维，但因水果往往含糖量高，所以水果的摄入量也应适当控制。

必要时可适量补充维生素和矿物质制剂，以防缺乏。因肥胖常伴高血压等，为了减少水在体内潴留，应限制食盐摄入量，每人不宜超过 5g/d。若出现代谢综合征，如高血压、高血脂、高血糖、高胰岛素血症等，食盐摄入量建议降低至 3g/d。

3. 养成良好的饮食习惯

合理膳食包括改变膳食的结构和食量。应避免吃油腻食物和吃过多零食，少吃盐；尽量减少吃点心和加餐，控制食欲，七分饱即可。尽量采用煮、煨、炖、烤和微波加热的烹调方法，用少量油炒菜。适当减少饮用含糖饮料，养成饮用白水和茶水的习惯。进食应有规律，不暴饮暴食，不要一餐过饱，也不要漏餐。日常饮食宜一日三餐、定时定量，晚餐不应吃得过多过饱。平时要减少应酬，少吃外卖。吃饭应细嚼慢咽，每餐可先吃些低能量的蔬菜类食物，借以充饥，然后再吃主食。酒不利于脂肪和糖类代谢，应尽量少饮。

三、食物选择与食疗菜肴推荐

1. 食物选择

（1）宜用食物

① 富含维生素和膳食纤维的薯类及粗杂粮，如红薯、紫薯、荞麦面、燕麦面、全麦面包、玉米等。

② 富含优质蛋白质的食物，如鱼类、蛋类、禽肉类、大豆及其制品。

③ 新鲜果蔬，如苦瓜、黄瓜、冬瓜、大葱等蔬菜和柚子、圣女果、杏、杨桃等含糖量较少的水果。

（2）忌（少）用食物

① 各种甜食，如糖果、蛋糕、冰激凌、蜜饯、奶茶、巧克力等。

② 动物油脂如猪油、羊油、奶油等，以及含胆固醇较高的食物如动物内脏、蛋黄、鱼子等。

③ 花生、核桃、腰果含脂肪多，也不宜多用。

2. 食疗菜肴推荐

（1）燕麦粥 将燕麦片50g放入小炖锅内，加入适量清水，待水开后，搅拌煮至熟软即可。或以低脂牛奶250mL与燕麦片50g同煮成粥。

（2）红豆（绿豆）粥 红豆（绿豆）10～30g，粳米50g。将红豆（绿豆）、粳米洗净一同放入锅中，加适量清水煮至米烂成粥即可。

（3）茯苓糕 茯苓50g研成粉末，与面粉200g混匀，加入发酵粉，用适量清水揉合成面团发酵，发好后制成糕状。把茯苓糕放至蒸笼用大火蒸熟即可。

（4）白菜豆腐 白菜200g洗净切段，豆腐200g切块。豆腐和白菜各下水焯一遍，捞出沥干备用。锅中倒入少许食用油烧热，放入少许姜、蒜、葱炒香，放入豆腐略煎一下，加水炖煮片刻，然后放入白菜翻炒几下，放入食盐调味即可。

（5）山药黄瓜炒木耳 山药80g洗净削皮（削皮时最好戴上手套，且不宜乱摸，以免引起皮肤瘙痒），将山药切片，放入开水里煮1～2分钟，煮至断生即可捞出备用。将黑木耳（干）15g提前浸泡并洗净切碎，黄瓜80g洗净切成片备用。锅中放入少许食用油，将煮至断生的山药片、切好的黄瓜片和泡好洗干净的木耳一起下锅炒，放入少许食盐翻炒片刻即可。

（6）凉拌苦瓜 将一根苦瓜切为两半，去瓤洗净后切薄片，在沸水中烫一下，放入凉开水中浸凉捞出，控净水分。在苦瓜中加入少许食用盐，腌制一会儿后挤出水分，然后放少许辣椒油、蚝油、豆瓣酱、蒜泥和熟油拌匀即可。

（7）凉拌豆芽 豆芽300g用清水冲洗干净，少许红辣椒、香葱洗净切碎备用。锅中加适量水烧开，豆芽倒入开水中漂烫 10 秒捞出。豆芽从锅内捞出后，用凉开水冲洗一遍，沥干水分，使豆芽的口感更加爽脆。在豆芽中放入陈醋、白糖和食盐进行调味，再倒入切好的葱末、辣椒末和熟油拌匀即可。

（8）**凉拌黑木耳**　将黑木耳（干）20g 提前浸泡，待黑木耳泡发后，清洗干净，用手撕成小片。将一颗红椒去籽切成细丝，少许大蒜切末备用。把黑木耳焯熟（2 分钟左右）捞出，接着把红椒焯水备用。把焯好水的黑木耳、红椒放碗里，放蒜末、食盐、胡椒粉、香醋和少许白糖，喜欢辣的可以加些辣椒油，搅拌均匀即可。

（9）**白灼西蓝花**　西蓝花 300g 左右，洗净用盐水浸泡半小时以上，浸泡好的西蓝花切成小块，少许蒜瓣切末备用。将西蓝花焯熟放凉，放入蒜末，倒入少许蚝油。炒锅置于火上，放入少许食用油，油热浇在西蓝花上即可。

（10）**白灼生菜**　生菜 500g 左右，洗净沥干水分，蒜瓣拍碎切末备用。锅中加适量清水烧开，放少许食盐，然后放入生菜，焯 10 秒左右后迅速捞出沥干水分。另起锅放少许食用油烧至五成热，放入蒜末爆香，加入少许蚝油、白糖和水淀粉，烧开后淋在生菜上即可。

（11）**凉拌腐竹**　腐竹 100g 用温水泡开，然后切成小段，少许香菜、香葱切末备用。腐竹放入开水中焯一下，捞出沥去水分。将焯好水的腐竹置于盘中，放入适量酱油、香醋、香油、葱末、香菜末、辣椒粉拌匀即可。

（12）**凉拌萝卜丝**　将白萝卜 300g 洗净，刨去外皮，切成细丝，加入少许食用盐腌制一会儿后挤出水分，放入盘中。然后放入少许虾皮、辣椒粉、蚝油、香醋、蒜泥和熟油拌匀即可。

（13）**蔬菜沙拉**　将适量番茄、紫甘蓝、青红椒、黄瓜、生菜等（可根据个人喜好选择蔬菜）洗净切好装盘，放入番茄酱、沙拉酱，拌匀即可。

四、一日食谱举例

超重和肥胖症患者可根据自身具体情况决定每天应该摄入多少能量，然后通过表 1-5 选择各类食物的数量。以下为总能量 1200kcal、1400kcal、1600kcal、1800kcal 的减重食谱。

表1-5　不同能量的各类食物摄入量

能量/kcal	食物量/g							
	谷类	肉、鱼、禽类	蛋类	豆制品①	牛奶	蔬菜	水果	植物油
1000	125	50	40	25	250	500	100	10
1200	150	75	50	25	250	500	100	10
1400	200	75	50	25	250	500	100	15
1600	250	75	50	25	250	500	100	15
1800	275	100	50	25	250	500	100	20
2000	300	125	50	25	250	500	100	20

① 豆制品应按水分含量进行折算，25g豆制品=50g豆腐干=50g素什锦=65g北豆腐=120g南豆腐。

1. 每日约 1200kcal 能量的减重食谱

餐次	食物名称	食物种类及其重量
早餐	凉拌萝卜皮	萝卜皮50g
	赤小豆粥	赤小豆10g，粳米40g
	牛奶	牛奶250mL
	煮鸡蛋	鸡蛋50g
午餐	米饭	大米55g
	清炒生菜	生菜100g
	肉末冬瓜	冬瓜150g，猪瘦肉50g
	餐后水果	李子100g
晚餐	玉米	玉米80g
	西红柿豆腐汤	西红柿100g，嫩豆腐100g
	木须肉	黄瓜80g，水发木耳20g，猪肉25g

注：1.成年人可根据自身特点及需要，对食谱中的各类食物做适当替换，即可以生成另一日食谱，一定要注意食物多样化。

2.食谱中的食物重量是建议摄取量，而不一定是菜谱中制作材料的配菜重量。

3.一天的用油量不要超过10g，用盐量不要超过3g（每5mL酱油含约1g盐）。

2. 每日约 1400kcal 能量的减重食谱

餐次	食物名称	食物种类及其重量
早餐	西红柿鸡蛋面	西红柿 100g，鸡蛋 50g，面条 50g
	牛奶	牛奶 250mL
午餐	米饭	大米 80g
	清炒苋菜	苋菜 150g
	莴笋炒肉	莴笋 100g，猪瘦肉 45g
	餐后水果	葡萄 100g
晚餐	紫薯	紫薯 80g
	酸辣腐竹丝	湿腐竹 60g
	四季豆炒鸡丝	四季豆 150g，鸡肉 30g

注：1. 成年人可根据自身特点及需要，对食谱中的各类食物做适当替换，即可以生成另一日食谱，一定要注意食物多样化。

2. 食谱中的食物重量是建议摄取量，而不一定是菜谱中制作材料的配菜重量。

3. 一天的用油量不要超过15g，用盐量不要超过4g（每5mL酱油含约1g盐）。

3. 每日约 1600kcal 能量的减重食谱

餐次	食物名称	食物种类及其重量
早餐	紫菜蛋汤	水发紫菜 50g，鸡蛋 50g
	窝窝头	面粉 25g，玉米面 35g
	牛奶	牛奶 250mL
午餐	米饭	大米 100g
	清炒空心菜	空心菜 150g
	肉末西葫芦	西葫芦 150g，猪瘦肉 50g
	餐后水果	哈密瓜 100g

续表

餐次	食物名称	食物种类及其重量
	红薯	红薯100g
晚餐	酸辣豆腐汤	嫩豆腐120g
	丝瓜烧毛豆	丝瓜150g，毛豆30g，猪瘦肉25g

注：1.成年人可根据自身特点及需要，对食谱中的各类食物做适当替换，即可以生成另一日食谱，一定要注意食物多样化。

2.食谱中的食物重量是建议摄取量，而不一定是菜谱中制作材料的配菜重量。

3.一天的用油量不要超过15g，用盐量不要超过4g（每5mL酱油含约1g盐）。

4. 每日约 1800kcal 能量的减重食谱

餐次	食物名称	食物种类及其重量
	凉拌海带丝	海带丝50g
早餐	花卷	面粉75g
	酸奶	酸奶220g
	鸡蛋羹	鸡蛋50g
	米饭	大米110g
午餐	黄瓜拌豆腐丝	黄瓜150g，豆腐丝55g
	肉末茄子	茄子100g，猪瘦肉50g
	餐后水果	雪梨100g
	二米饭	大米60g，小米40g
晚餐	青椒肉丝	青椒100g，猪肉50g
	凉拌西瓜皮	西瓜皮100g

注：1.成年人可根据自身特点及需要，对食谱中的各类食物做适当替换，即可以生成另一日食谱，一定要注意食物多样化。

2.食谱中的食物重量是建议摄取量，而不一定是菜谱中制作材料的配菜重量。

3.一天的用油量不要超过20g，用盐量不要超过5g（每5mL酱油含约1g盐）。

五、其他治疗方法

1. 运动疗法

增加体力活动与适当控制膳食总能量，促进能量负平衡，可达到防治超重和肥胖症的目的。只运动或是只节食的方法都是片面、不科学的。国际公认的最好减肥处方是适量增加运动和体力活动的能量消耗，限制膳食能量，尤其是限制脂肪及饱和脂肪酸的摄入量。

超重和肥胖症患者应根据自己的身体状况和年龄，选择适当的运动方式和运动量。一般应以低强度为主，有余力者可过渡到中等强度，但应慎重选择剧烈运动。超重和肥胖症患者可选择自己感兴趣的多种有氧运动方式，如游泳、爬山、跑步、骑自行车、打乒乓球、快步走、跳舞、打太极拳等，每次锻炼时间不少于 30 分钟，运动后安全心率 =170- 年龄，其中快步走和游泳是最好的运动方式。增加体力活动量应循序渐进，并一定要持之以恒，不能"三天打鱼，两天晒网"，否则会影响减肥效果或使体重反弹。

进行体力活动时应有准备活动和放松活动。在制订运动量、运动强度和类型时，应满足个体化的特点和需要，选择自己感兴趣的活动，以便于长期坚持。与一般健身运动相比，以减肥为目的的运动时间应延长些，由小运动量开始，每日安排 30 分钟，待适应后再逐步增加至所应达到的目标。

常见身体活动强度和能量消耗表

常见身体活动强度和能量消耗见表 1-6。

表1-6　常见身体活动强度和能量消耗表

活动项目		身体活动强度 /MET		能量消耗量 /（kcal・标准体重$^{-1}$・10min^{-1}）	
		<3 为低强度；3～6 为中强度；7～9 为高强度；10～11 为极高强度		男（66kg）	女（56kg）
家务活动	整理床，站立	低强度	2.0	22.0	18.7
	洗碗，熨烫衣物	低强度	2.3	25.3	21.5
	收拾餐桌，做饭或准备食物	低强度	2.5	27.5	23.3
	擦窗户	低强度	2.8	30.8	26.1
	手洗衣服	中强度	3.3	36.3	30.8
	扫地、扫院子、拖地板、吸尘	中强度	3.5	38.5	32.7
步行	慢速（3km/h）	低强度	2.5	27.5	23.3
	中速（5km/h）	中强度	3.5	38.5	32.7
	快速（5.5～6km/h）	中强度	4.0	44.0	37.3
	很快（7km/h）	中强度	4.5	49.5	42.0
	下楼	中强度	3.0	33.0	28.0
	上楼	高强度	8.0	88.0	74.7
	上下楼	中强度	4.5	49.5	42.0
跑步	走跑结合（慢跑时间不超过 10min）	中强度	6.0	66.0	56.0
	慢跑，一般	高强度	7.0	77.0	65.3
	8km/h，原地	高强度	8.0	88.0	74.7
	9km/h	极高强度	10.0	110.0	93.3
	跑，上楼	极高强度	15.0	165.0	140.0

续表

活动项目		身体活动强度 /MET		能量消耗量 /（kcal·标准体重⁻¹·10min⁻¹）	
		<3 为低强度；3～6 为中强度；7～9 为高强度；10～11 为极高强度		男（66kg）	女（56kg）
自行车	12～16km/h	中强度	4.0	44.0	37.3
	16～19km/h	中强度	6.0	66.0	56.0
球类	保龄球	中强度	3.0	33.0	28.0
	高尔夫球	中强度	5.0	55.0	47.0
	篮球，一般	中强度	6.0	66.0	56.0
	篮球，比赛	高强度	7.0	77.0	65.3
	排球，一般	中强度	3.0	33.0	28.0
	排球，比赛	中强度	4.0	44.0	37.3
	乒乓球	中强度	4.0	44.0	37.3
	台球	低强度	2.5	27.5	23.3
	网球，一般	中强度	5.0	55.0	46.7
	网球，双打	中强度	6.0	66.0	56.0
	网球，单打	高强度	8.0	88.0	74.7
	羽毛球，一般	中强度	4.5	49.5	42.0
	羽毛球，比赛	高强度	7.0	77.0	65.3
	足球，一般	高强度	7.0	77.0	65.3
	足球，比赛	极高强度	10.0	110.0	93.3
跳绳	慢速	高强度	8.0	88.0	74.7
	中速，一般	极高强度	10.0	110.0	93.3
	快速	极高强度	12.0	132.0	112.0

续表

活动项目		身体活动强度 /MET		能量消耗量 /（kcal·标准体重$^{-1}$·10min^{-1}）	
		<3 为低强度； 3~6 为中强度； 7~9 为高强度； 10~11 为极高强度		男 （66kg）	女 （56kg）
舞蹈	慢速	中强度	3.0	33.0	28.0
	中速	中强度	4.5	49.5	42.0
	快速	中强度	5.5	60.5	51.3
游泳	踩水，中等用力，一般	中强度	4.0	44.0	37.3
	爬泳（慢），自由泳，仰泳	高强度	8.0	88.0	74.7
	蛙泳，一般速度	极高强度	10.0	110.0	93.3
	爬泳（快），蝶泳	极高强度	11.0	121.0	102.7
其他活动	瑜伽	中强度	4.0	44.0	37.3
	单杠	中强度	5.0	55.0	46.7
	俯卧撑	中强度	4.5	49.5	42.0
	太极拳	中强度	3.5	38.5	32.7
	健身操（轻或中等强度）	中强度	5.0	55.0	46.7
	轮滑旱冰	高强度	7.0	77.0	65.3

注：1MET 相当于每千克体重每小时消耗 1kcal 能量 [1kcal/（kg·h）]。

2.药物治疗

对于严重的肥胖症患者，可以采用药物来减轻体重。有的肥胖症患者担心增加体力活动可能会加重原有的疾病或使病情出现新的变化，也可以采用药物辅助减重。但是，"是药三分毒"，采用药物进行治疗可能会产生副作用和身体耐药性，从长远来说，对身体健康不利。目前在临床上，关于使用药物进行治疗还处于探讨改进阶段，所以，选用药物进行治疗需要慎重，并且要根据患者的身体状况进行权衡，预判可能出现的情况，经过综合分析后再做出决定，且药物治疗应在医生的指导下进行。

3.心理治疗

部分肥胖儿童由于常常受到排斥和嘲笑，因而自卑感强，逐渐变得内向抑郁，从而不愿参加集体活动，郁郁寡欢，不愿活动，这些行为、心理方面的异常又常常以进食得到安慰。适当的心理治疗可以改变这种习惯，从而保持正常体重。

4.外科手术治疗

外科手术治疗仅适合于那些极度肥胖或有严重肥胖并发症的患者。对 $BMI>40kg/m^2$ 的极度肥胖患者，或者因肥胖症引起心肺功能不全等而使用其他减肥治疗方法长期无效的患者，才可以考虑以外科手术作为治疗方法。外科手术治疗具有长期的效果，可以在不同程度上改善或者是治愈许多手术前的肥胖症并发症，但是，手术也是有风险的，有可能会引发贫血、吸收不良等并发症。并且，手术只针对重度的肥胖症患者。在进行手术前，医生需要对患者进行全面的身体评估，特别是那些并发糖尿病、高血压等的患者，应进行严格的术前评估。

常见减重外科手术包括胃肠道手术和局部去脂术。

（1）**胃肠道手术**　包括小肠旁路术、胃成形术、胃旁路术、胃内气囊放置术等。通过切除部分小肠减少内源性物质的分泌，以减少对摄入食物中的营养物质的吸收；或者通过缝合和充填胃空腔以减少胃容量、增加饱腹感，预防一次性食物摄入量过多。这些手术后容易出现各种并发症，包括进食后呕吐、手术后伤口感染、吻合口开裂、吻合口瘘、压疮、肠梗阻、肺栓塞、血栓形成等。

（2）局部去脂术 包括脂肪抽吸术和皮下脂肪切除术；目前比较流行的超声吸脂术是用超声波作用于局部脂肪组织使脂肪乳化，再通过负压吸除乳化液。这种方法失血少、痛苦少，比较安全，易被患者接受。但是这种方法的缺点是去脂效率低，只能去除皮下脂肪，只适合去除肥胖症患者局部的周围脂肪组织；对腹腔内和脏器周围的脂肪组织无能为力，因而往往只是暂时满足患者对外表的美容要求，对肥胖所造成的健康危害却作用较小。

轻断食有哪些好处？

① 有利于减轻体重：每周坚持轻断食，可降体重、体脂率和腰臀比。在科学合理地限制饮食2～3周后，多数男性体重下降5～7kg，女性体重下降3～5kg。

② 帮助控制血糖：轻断食可保持适当饥饿感，是一种较为安全的饮食干预，有利于改善空腹血糖和餐后血糖水平。

③ 降低胆固醇：轻断食可降低血胆固醇和甘油三酯水平，有利于血管健康。

④ 促进血液循环：轻断食可促进血液循环，有利于增强全身组织血氧供应，促进新陈代谢。

⑤ 疏解不良情绪：有研究表明，在经历为期2周的轻断食疗法后，超过80%的人抑郁、焦虑程度可得到不同程度的缓解。

⑥ 预防阿尔茨海默病和帕金森病：每周坚持轻断食，控制能量摄入，会对大脑产生积极影响，可预防阿尔茨海默病和帕金森病。

⑦ 减缓衰老和降低患癌风险：进食过多可增加氧化应激水平，从而加速机体衰老，并引起癌症的高发。轻断食则利于降低身体氧化应激水平。

总之，适当"挨饿"，可使身体更轻松。但是每个人对于轻断食的反应都不一样，如有不良反应出现，请立刻停止，恢复正常饮食。

第二节 糖尿病

一、什么是糖尿病

糖尿病是常见病、多发病，是一组由遗传因素、内分泌功能紊乱等各种致病因子作用，导致胰岛素分泌和作用缺陷而引发的碳水化合物、脂类、蛋白质等代谢紊乱，以长期高血糖为主要表现的代谢紊乱综合征，中医称之为消渴。随着人们生活条件的不断提高，世界各国糖尿病发病率也随之增高。2021年国际糖尿病联盟（IDF）报告，全球约有 5.37 亿 20～79 岁成年糖尿病患者，预计到 2030 年达到 6.43 亿，预计到 2045 年达到 7.83 亿；中国约有 1.41亿 20～79 岁成年糖尿病患者，糖尿病的发病特点是超重和肥胖者发病率较高，中、老年人高于年轻人，脑力劳动者高于体力劳动者，富裕地区高于贫困地区，城市高于农村。

糖尿病的病因目前尚未完全阐明。一般认为糖尿病与遗传和环境等多种因素有关。糖尿病的基本病理生理改变为胰岛素分泌绝对或相对不足，或 / 和作用缺陷，临床表现为糖耐量减低、高血糖、糖尿，以及多尿、多饮、多食、体重下降（即"三多一少"）等症状。久病可引起多系统损害，出现心血管、肾脏、眼、神经等的慢性进行性病变，最终导致脏器功能缺陷或衰竭。病情严重或应激时可发生急性代谢异常，如酮症酸中毒、糖尿病高渗性昏迷等，甚至威胁生命。如能及早采取有效治疗措施，控制病情，可明显减少慢性并发症，延长患者的生命，改善生活质量。

1. 糖尿病分类

糖尿病临床分为 1 型糖尿病、2 型糖尿病、妊娠糖尿病及特殊类型糖尿病四种类型。

（1）1 型糖尿病　原来称作胰岛素依赖型糖尿病，胰腺分泌胰岛素的 B 细胞自身免疫性损伤引起胰岛素绝对分泌不足。在我国糖尿病患者中约占 5%。起病较急，"三多一少"症状明显，有遗传倾向，儿童发病较多，其他年龄也可发病。

（2）2 型糖尿病　多见于中老年人，占我国糖尿病患者的 90%～95%，起病缓慢、隐匿，体态常肥胖，尤以腹型肥胖或超重多见，发病原因与高能量饮食、体力活动减少等因素有关。

（3）妊娠糖尿病　指在孕期发生的葡萄糖不耐受情况。约有 2% 的孕妇发生妊娠糖尿病，多由体内胰岛素的敏感度降低而非缺乏所造成。若忽略未予以治疗，会引起巨大胎儿、胎儿畸形、死胎、羊水过多、早产等不利胎儿生长发育的现象。发病与妊娠期进食过多，以及胎盘分泌的激素抵抗胰岛素的作用等有关。在大多数情况下，分娩后糖耐量可恢复正常，但仍有少数会发展为真正的糖尿病。

（4）特殊类型糖尿病　是指某些内分泌疾病、化学物品、感染及其他少见的遗传、免疫综合征所致的糖尿病，国内非常少见。

以下主要论述 2 型糖尿病的诊断标准和饮食原则。

2. 诊断标准

《中国 2 型糖尿病防治指南》（2020 版）提出的糖尿病诊断标准为：

① 典型糖尿病症状（包括烦渴多饮、多尿、多食、不明原因体重下降）加以下标准中任意一项即可诊断：

a. 随机血糖≥11.1mmol/L（200mg/dL）；

b. 空腹血糖（FPG）≥7.0mmol/L（126mg/dL）；

c. 口服葡萄糖耐量试验 2 小时血糖≥11.1mmol/L（200mg/dL）；

d. 糖化血红蛋白（HbA1c）≥6.5%；

需重复测量一次确认，诊断才能成立。

② 无糖尿病症状者，须改日复查确认。

注意事项：空腹状态指至少 8 小时没有进食能量；随机血糖指不考虑上次用餐时间，一天中任意时间的血糖；糖化血红蛋白（HbA1c）是红细胞中的血红蛋白与血中的葡萄糖相结合的产物。

二、糖尿病患者饮食原则

2 型糖尿病治疗方法有饮食治疗、运动治疗、口服降糖药治疗、胰岛素治疗和自我监测与教育，其中饮食治疗是最基本的措施。对于新诊断的糖尿病患者，一般先用饮食治疗，在用单纯饮食（包括运动）治疗 1～2 个月效果不佳时，才考虑选用口服降糖药，口服降糖药效果不佳时，再选用胰岛素。无论用何种治疗方法，都必须长期坚持饮食治疗。对于糖尿病患者来说，饮食、运动、药物三者科学地结合，再加上定期糖尿病知识教育才有利于长期有效地控制病情。糖尿病患者饮食治疗的目的是保护胰腺功能，帮助患者达到并保持较好的代谢控制，以改善血糖、尿糖和血脂水平，使其接近或达到正常水平，减少急、慢性并发症发生的危险。

1. 限制总能量，合理节制饮食，维持理想体重

糖尿病患者应每周称 1 次体重，并根据体重不断调整食物摄入量和运动量。肥胖症患者应逐渐减少能量摄入并注意增加运动量。2 型糖尿病患者适当运动有利于减轻体重，提高胰岛素敏感性，改善脂肪代谢紊乱的现象。糖尿病患者可参照表 1-7，根据身高、体重、年龄、劳动活动强度并结合病情和营养状况确定每天能量供给量。

表1-7 成年糖尿病患者每日能量供给量　单位：kJ/kg（kcal/kg）

劳动活动强度	体重过低	正常体重	超重/肥胖
重体力活动	188~209（45~50）	167（40）	146（35）
中体力活动	167（40）	125~146（30~35）	125（30）
轻体力活动	146（35）	104~125（25~30）	84~105（20~25）
休息状态	104~125（25~30）	84~105（20~25）	62~84（15~20）

资料来源：成人糖尿病患者膳食指导（WS/T　429—2013）。

注：根据我国提出的BMI的评判标准，BMI < 18.5kg/m² 为体重过低，18.5 ~ 23.9 kg/m² 为正常体重，24.0 ~ 27.9 kg/m² 为超重，≥ 28.0 kg/m² 为肥胖。

2. 保证碳水化合物、蛋白质、脂肪供给比例适宜

（1）粗细粮合理搭配　每日碳水化合物的摄入量尽可能控制在250~350g，折合主食300~400g。肥胖症患者酌情可控制在150~200g，折合主食200~250g。如果碳水化合物的摄入低于100g，可能发生酮症酸中毒。糖尿病患者最好选用富含膳食纤维的粗杂粮，如玉米、荞麦、燕麦、莜麦、红薯等；还可用马铃薯、山药等根茎类食物代替部分主食。白糖和红糖等精制糖易吸收、升血糖作用快，故糖尿病患者应忌（少）食。

提倡糖尿病患者高膳食纤维饮食，高膳食纤维饮食可减缓胃排空，减慢葡萄糖的吸收。目前临床上推荐糖尿病患者每日膳食纤维的摄入量为40g左右，除多选用粗粮，还应保证蔬菜的摄入量，以延缓肠道葡萄糖吸收以及减少血糖上升的幅度，改善糖尿病患者的葡萄糖耐量。

血糖指数（GI）也称血糖生成指数，是用来衡量食物引起餐后血糖升高多少的指标。血糖指数是含有50g有价值碳水化合物的食物与相当量的葡萄糖相比，在一定时间内（一般为餐后2小时）引起体内血糖应答水平的百分比值。用公式表示为：

GI=（含有50g碳水化合物的某种食物的2小时血糖应答/50g葡萄糖的
　　2小时血糖应答）×100%

糖尿病患者在饮食中应以食物的血糖指数作为食物的选择依据，应该选用血糖指数低的食物。

常见食物的血糖指数

常见食物的血糖指数见表 1-8。

表 1-8　常见食物的血糖指数

食物名称	血糖指数（GI）		食物名称	血糖指数（GI）
大米饭（普通）	71～90	蔬菜类	青椒	15
糯米饭	87		番茄	15
烙饼	80		菠菜	15
玉米（甜，煮）	55	水果类	西瓜	72
面条（小麦粉，硬，扁粗）	46		苹果	36
馒头（荞麦面）	67		香蕉	52
馒头（富强粉）	88		樱桃	22
马铃薯泥	87		柚	25
藕粉	33		葡萄	43
牛奶	27.6		芒果	55
全脂牛奶	27		猕猴桃	52
脱脂牛奶	32		桃	28
酸奶（加糖）	48		梨	36
酸奶酪（普通）	36		菠萝	66
豆奶	19	豆类及其制品	黄豆（浸泡）	18
胡萝卜（金笋）	71		豆腐（炖）	32
南瓜（倭瓜、番瓜）	75		豆腐（冻）	22
山药（薯蓣）	51		豆腐干	24
菜花	15		绿豆	27
芹菜	15	糖类	蜂蜜	73
茄子	15		葡萄糖	100
黄瓜	15		绵白糖	84
莴笋（各种类型）	15		麦芽糖	105
生菜	15		巧克力	49

（2）**增加蛋白质摄入** 糖尿病患者由于体内糖原异生旺盛，蛋白质消耗量大，故应适当增加蛋白质摄入。蛋白质提供的能量应占膳食总能量的15%～20%，或成人按每日每千克体重 1.0～1.5g 供给。儿童、孕妇、乳母、营养不良及消耗性疾病者，可酌情增加 20%，可将蛋白质的摄入量增至每日每千克体重 1.5～2.0g。有糖尿病肾病的患者，因尿中丢失蛋白质较多，在肾功能允许的情况下酌情增加蛋白质摄入，但在氮质血症及尿毒症期间，须减少蛋白质摄入，一般每日不超过 30～40g。

（3）**限制脂肪摄入** 糖尿病伴有血脂蛋白增高者，或者冠心病等动脉粥样硬化者，脂肪摄入量宜控制在总能量的 20%～25%。糖尿病患者食物烹调油应多选择植物油，应少吃富含饱和脂肪酸的食物，如牛油、羊油、猪油、奶油等食物，鸡油、鱼油除外。糖尿病患者每日膳食胆固醇摄入量应低于 300mg，合并高脂血症患者应低于 200mg/d。

3. 保证维生素、矿物质的供给

维生素是调节生理功能不可缺少的营养素，合并糖尿病并发症的患者更应注意维生素的补充。铬是人体不可缺少的多价微量元素，既有助于预防和延缓糖尿病的发生，还能改善糖尿病患者的糖耐量，降低血糖、血脂，增加胰岛素的敏感性。与糖尿病关系密切的矿物质还有锌、钙、磷、镁等。

4. 合理的餐次

糖尿病患者应根据血糖、尿糖升高的程度，用药时间和病情是否稳定等情况，并结合个人的饮食习惯合理分配餐次，以少量多餐为宜。分餐次数越多，对血糖影响越小。日常饮食过程中，应及时检测血糖，并根据餐后血糖升高情况，合理调整每餐进食量。

三、食物选择与食疗菜肴推荐

1. 食物选择

（1）宜用食物

① 粗杂粮，如荞麦面、莜麦面、燕麦面、全麦面包、玉米、山药等，富

含矿物质、维生素和膳食纤维，有助于改善葡萄糖耐量。

② 大豆及其制品，富含蛋白质、矿物质和多不饱和脂肪酸，有降血脂作用。

③ 新鲜蔬菜如苦瓜、黄瓜、冬瓜、南瓜、洋葱等，富含维生素、膳食纤维及矿物质，是糖尿病患者的理想食物。

（2）忌（少）用食物

① 精制糖，如白糖、糖果、甜点心等，含糖分较高的食品如蜜饯、雪糕、碳酸饮料、甜饮料等（当出现低血糖时例外）。

② 动物油脂如猪油、牛油、奶油等，以及含胆固醇较高的食物如动物内脏、蛋黄、鱼子等，应尽量少吃或不吃，以防脂质代谢紊乱。花生、核桃、葵花籽含脂肪多，合并肥胖症的糖尿病患者也不宜多用。

③ 含果糖和葡萄糖高的水果也应限量，如食用应相应减少主食摄入量。

④ 患者还应减少酒和盐的摄入量。糖尿病患者不宜饮酒，酒精能使血糖发生剧烈波动，空腹大量饮酒时，可发生严重的低血糖，而且醉酒往往能掩盖低血糖的临床表现，造成隐匿危险。糖尿病患者不要吃得过咸，每日食盐摄入量控制在5g以下。腌制食品，如酱菜、腐乳、豆瓣酱、火腿、腊肠、咸鱼、咸蛋等，含盐量高，应少食。

2. 食疗菜肴推荐

（1）葛根粥　将葛根粉15g用适量清水调匀备用。粳米50g淘净，放入锅内，加适量清水，用大火烧沸后，转用小火煮，煮至米半熟，加入调好的葛根粉，再继续用小火煮至米烂成粥即可。

（2）山药粥　山药100g洗净切成片，粳米100g洗净备用。山药片同粳米一起放入锅中加适量清水，用大火煮成粥即可。适合形体消瘦的糖尿病患者。

（3）紫薯糕　紫薯100g去皮切片上火蒸熟，取出放凉后压成紫薯泥备用。将面粉100g加入紫薯泥和成光滑的面团，加入适量酵母粉发酵到两倍大取出揉成长条，切成小块静置20分钟，最后上蒸笼大火蒸15分钟即可。

（4）南瓜麦麸小米粥　嫩南瓜250g，麦麸50g，小米50g，洗净备用。南瓜切成小块，入锅加水煮至六成熟，加入小米，煮沸后加麦麸。充分拌匀，熬煮至小米熟烂即可。

（5）**炖鹅肉**　鹅肉 100g 洗净切块，熟地黄 30g，葛根 30g，淮山药 30g，莲子肉 15g，扁豆 15g 备用。将所有食材同放入锅中，加适量清水炖煮至鹅肉软烂即可。

（6）**炸乳鸽**　乳鸽 1 只洗净去皮，切成块，放入碗内，加黄酒、酱油腌制片刻，蛋清、薯粉、生粉加少量水调成糊备用。烧热锅，放入植物油，烧至油六成热时，离火后将腌好的鸽肉拖上蛋糊，逐个下锅炸，炸至蛋糊凝结后起锅。待油烧至九成热时，再将鸽肉下锅复炸一次，待呈金黄色时捞出去油装盘，最后撒上少许花椒盐即可。

（7）**玉米须炖蚌肉**　玉米须 100g 洗净，装入纱布袋内，扎紧袋口，蚌肉 200g 洗净切成片待用。将蚌肉、纱布袋放入砂锅内，加少许食盐、姜、葱、黄酒，加适量清水，用大火烧沸后，待用小火炖至蚌肉熟即可。

（8）**芡实煮老鸭**　宰杀好的鸭子 600g 去除内脏洗净，芡实 100g 洗净，放入鸭腹内。鸭子放入砂锅内，加少许食盐、葱、姜、桂皮、黄酒，加适量清水，用大火烧沸后，转小火煮 2 小时，待鸭酥烂即可。

（9）**苦瓜排骨汤**　猪排骨 200g 洗净剁块，一根苦瓜约 300g 切为两半，去瓤洗净后切块备用。将猪排骨放入锅中煮至软烂，再加入苦瓜一起炖煮片刻，最后加入少许食盐调味即可。

（10）**白萝卜炖鲍鱼**　干鲍鱼 50g 洗净，放入无油无盐的容器里，加入纯净水浸泡 1～2 天，其间每隔 8 小时换一次水。白萝卜 500g 洗净切片，同鲍鱼一起煮至软烂，最后加入少许食盐调味即可。

（11）**枸杞炖兔肉**　兔肉 500g 放入锅中，加适量清水炖煮至七成熟，再放入枸杞子，稍煮片刻后，加入葱花、少许食盐调味即可。

（12）**虾仁炒油菜**　鲜虾仁 100g 洗净，油菜 300g 洗净切段备用。炒锅置于火上，放入适量植物油，油烧热后先放入虾仁煸炒至断生捞出，再放入油菜煸炒至半熟，加入少许食盐调味，再放入虾仁炒匀，最后用少许水淀粉勾芡即可出锅。

（13）**鲜蘑菇炒豌豆**　鲜蘑菇 100g 洗净切块，鲜嫩豌豆 150g 洗净备用。炒锅置于火上，放入适量植物油，油热后放入豌豆翻炒片刻，放入蘑菇炒至断生，调入少许食盐即可。

四、一日食谱举例

糖尿病患者可根据自身病情程度、体重和劳动强度等具体情况，决定每天应该摄入多少能量。以下以总能量 1400kcal、1600kcal、1800kcal 的糖尿病食谱为例，供大家参考。

1. 每日约 1400kcal 能量的糖尿病食谱

餐次	食物名称	食物种类及其重量
早餐	凉拌黄瓜	黄瓜 50g
	窝窝头	面粉 25g，玉米面 25g
	豆浆	豆浆 300mL
	皮蛋	皮蛋 50g
午餐	二米饭	小米 40g，大米 40g
	洋葱炒酱干	洋葱 150g，酱干 75g
	苦瓜蚌肉汤	苦瓜 100g，蚌肉 50g
	餐后水果	樱桃 200g
晚餐	红豆饭	红豆 30g，大米 40g
	茭白烧鸡肉	茭白 100g，鸡肉 30g
	清炒四季豆	四季豆 100g

注：1. 成年人可根据自身特点及需要，对食谱中的各类食物做适当替换，即可以生成另一日食谱，一定要注意食物多样化。

2. 食谱中的食物重量是建议摄取量，而不一定是菜谱中制作材料的配菜重量。

3. 一天的用油量不要超过15g，用盐量不要超过4g（每5mL酱油含约1g盐）。

4. 餐后慢走30～45min。

2. 每日约 1600kcal 能量的糖尿病食谱

餐次	食物名称	食物种类及其重量
早餐	凉拌金针菇	金针菇 60g
	全麦面包	全麦面粉 70g
	牛奶	牛奶 250mL
	煮鸡蛋	鸡蛋 50g
午餐	杂粮饭	荞麦 20g，黄豆 5g，红豆 15g，薏苡仁 15g，小米 20g，大米 20g
	小白菜炖豆腐	小白菜 150g，嫩豆腐 125g
	肉末茄子	茄子 80g，猪瘦肉 30g
	餐后水果	圣女果 200g
晚餐	荞麦面	荞麦面 90g
	青椒鸡肉丝	青椒 70g，鸡肉 50g
	烧丝瓜	丝瓜 100g

注：1.成年人可根据自身特点及需要，对食谱中的各类食物做适当替换，即可以生成另一日食谱，一定要注意食物多样化。

2.食谱中的食物重量是建议摄取量，而不一定是菜谱中制作材料的配菜重量。

3.一天的用油量不要超过15g，用盐量不要超过5g（每5mL酱油含约1g盐）。

4.餐后慢走30～45min。

3. 每日约 1800kcal 能量的糖尿病食谱

餐次	食物名称	食物种类及其重量
早餐	凉拌海蜇丝	海蜇丝 50g
	玉米	带棒玉米 175g
	豆浆	豆浆 350mL
	紫菜蛋汤	水发紫菜 50g，鸡蛋 50g

续表

餐次	食物名称	食物种类及其重量
午餐	二米饭	小米45g，大米45g
	双椒炒豆干	红椒100g，青椒100g，豆干75g
	红烧鱼块	草鱼80g
	餐后水果	火龙果200g
晚餐	荞麦面	荞麦面80g
	芹菜炒牛肉	芹菜80g，牛肉30g
	百合枸杞春笋汤	百合50g，枸杞子5g，春笋80g

注：1.成年人可根据自身特点及需要，对食谱中的各类食物做适当替换，即可以生成另一日食谱，一定要注意食物多样化。

2.食谱中的食物重量是建议摄取量，而不一定是菜谱中制作材料的配菜重量。

3.一天的用油量不要超过20g，用盐量不要超过5g（每5mL酱油含约1g盐）。

4.餐后慢走30～45min。

第三节　痛风

一、什么是痛风

嘌呤是核蛋白代谢的中间产物，而尿酸是嘌呤代谢的最终产物。高尿酸血症是由嘌呤代谢障碍引起的代谢性疾病，与痛风密切相关，并且是糖尿病、代谢综合征、血脂异常、慢性肾脏病和脑卒中等疾病发生的独立危险因素。其诊断标准为：通常饮食状态下，2次采集非同日的空腹血，以尿酸酶法测定血尿酸值，男性高于420μmol/L者或女性高于360μmol/L者。

痛风是嘌呤代谢障碍及（或）尿酸排泄减少，使其代谢产物尿酸在血液中积聚，因血浆尿酸浓度超过饱和限度而引起组织损伤的一组疾病。常表现为急性发作性关节炎、痛风石形成、痛风石性慢性关节炎、尿酸盐肾病和尿酸性尿路结石等，重症者可出现关节破坏、肾功能受损。根据发病原因可将痛风分为原发性痛风和继发性痛风。原发性痛风大多病因尚未明确，属遗传性疾病，患者常伴有高脂血症、肥胖、原发性高血压、糖尿病和动脉粥样硬化等。继发性痛风可由肾脏病、血液病、药物、高嘌呤食物等多种因素引起。痛风多见于体型肥胖的中老年男性，女性很少发病，如有发病多在绝经期后。发病前常有漫长的无症状高尿酸血症史，但只有在发生关节炎和（或）痛风石时才称为痛风。随着我国经济快速持续增长，人群中痛风的发病率呈上升趋势。

根据痛风病情发展的特点，可将痛风病程分为 4 个阶段。

（1）无症状高尿酸血症期　从尿酸增高到症状出现的时间可长达数年至几十年，有些人终生不出现症状。此期患者仅表现为尿酸持续或波动性增高。但随着年龄的增长，一般最终有 5%～12% 的高尿酸血症患者在高尿酸血症后 20～40 年发展为痛风。

（2）急性痛风关节炎期　典型的痛风首次发作常在夜间，患者会因为突然脚趾疼痛而惊醒。疼痛持续 1～2 天，如刀割或咬噬样疼痛。关节周围及软组织出现明显红肿热痛，关节活动受限，可有发热、白细胞增高、血沉增快（容易被误诊为蜂窝织炎或丹毒）。一般在 3 天或几周后可自然缓解。此时受累关节局部皮肤可出现脱屑和瘙痒等症状。

（3）间歇期　两次发作之间即是间歇期，多数患者第二次发作是第一次发作后的 6 个月至 2 年之内，个别患者则无第二次发作。未经有效治疗的患者，发作频率逐渐增加，间歇期缩短，症状逐渐加重，炎症持续时间延长，受累关节部位增加。还有部分患者第一次发作后直接进入亚急性期和慢性期而没有间歇期。

（4）慢性期　主要表现为慢性关节炎、痛风性肾炎、尿路感染以及痛风石。尿酸沉淀于结缔组织而逐渐形成痛风石，是痛风的特征性病变。痛风发作 10 年后约 50% 的患者有痛风石，以后逐渐增多。痛风石小的只有数毫米，如沙粒，称痛风沙粒。随着病情的进展，痛风石可逐渐增大，数目可从最初 1～2 个增加到十几个以上，并累及多个部位。痛风石典型部位在耳轮、趾、指、腕、膝、肘等，常侵犯关节及肌腱而使关节运动受限，造成肢体畸形和功能障碍。一般不经过治疗的痛风石不会自然消失，只会随疾病的迁延而逐渐增多、增大。痛风患者积极治疗可使血尿酸长期控制在正常范围内，痛风石也可以慢慢消退。

二、痛风患者饮食原则

痛风一旦诊断明确，应尽早给予药物治疗。在常规药物治疗下，积极采取饮食控制，才能达到控制病情的效果。饮食治疗主要是减少富含嘌呤的食物摄入，以减少外源性嘌呤，减轻血尿酸负荷，降低痛风发生的风险或减少痛风急性发作的次数，延缓相关并发症的发生与发展。对于继发性痛风患者，要查寻清楚病因，对症治疗。这里主要介绍原发性痛风的饮食原则。

1. 限制嘌呤

痛风患者应长期控制嘌呤摄入。在急性期应严格限制嘌呤摄入（少于150mg/d），可选择嘌呤含量低（<25mg/100g）的食物。痛风患者在缓解期可按个人情况限量选用嘌呤含量中等（25～150mg/100g）的食物；禁用嘌呤含量高于150mg/100g的食物。

知识链接

常见动植物食物嘌呤含量

常见动植物食物嘌呤含量见表1-9、表1-10。

表1-9　常见动物性食物嘌呤含量　　　　单位：mg/100g

食物名称	嘌呤含量	食物名称	嘌呤含量
鸭肝	397.9	河蟹	147.0
鹅肝	376.9	猪肉（后臀尖）	137.8
鸡肝	317.0	草鱼	134.4
猪肝	275.2	牛肉干	127.4
牛肝	250.6	黄花鱼	124.3
羊肝	227.8	驴肉加工制品	117.4
鸡胸肉	208.0	羊肉	109.1
扇贝	193.4	肥瘦牛肉	104.7
基围虾	187.4	猪肉松	76.3

表1-10　常见植物性食物嘌呤含量　　单位：mg/100g

食物名称	嘌呤含量	食物名称	嘌呤含量
紫菜（干）	415.3	豆浆	63.2
黄豆	218.2	南瓜子	60.8
绿豆	195.8	糯米	50.4
榛蘑（干）	186.0	山核桃	40.4
猴头菇（干）	177.7	普通大米	34.7
豆粉	167.5	香米	34.4
黑木耳（干）	166.2	大葱	30.7
腐竹	159.9	四季豆	23.3
豆皮	157.3	小米	20.1
红小豆	156.5	甘薯	18.6
红芸豆	126.4	红萝卜	13.2
内酯豆腐	100.1	菠萝	11.5
花生	85.5	白萝卜	11.0
腰果	71.3	柚子	8.4
豆腐块	68.6	橘子	4.1
水豆腐	67.6		

2. 避免饮酒尤其是啤酒

酒的主要成分是乙醇，乙醇可造成体内乳酸堆积，乳酸对尿酸的排泄有竞争性抑制作用，乙醇还可促使嘌呤合成，所以过量饮酒，常促使血尿酸增高。特别是啤酒，因其含有大量嘌呤，引起患者血尿酸浓度增高更为明显。酗酒与饥饿常为急性痛风发作的诱因，所以痛风患者应严格限制饮酒尤其是啤酒。

3. 多食蔬菜水果和奶类

大部分痛风患者尿液的 pH 较低，呈酸性，尿酸过饱和易造成肾结石。除奶类外，大多数动物性食物是成酸性食物，应少吃。尿酸在碱性环境中容易溶解，蔬菜、水果和奶类是成碱性食物，可以碱化尿液。富含维生素 C 的蔬菜水果，除嘌呤极低，还具有促进体内尿酸排泄的作用。痛风患者应多吃各种蔬菜、水果和奶类，如白菜、包菜、菜花、冬瓜、西瓜、苹果、梨、牛奶、奶酪等。西瓜与冬瓜不仅是成碱性食物，还有利尿作用，有助于痛风治疗。

4. 多饮水

充足饮水可促进体内尿酸溶解排出，预防尿酸性肾结石，延缓病情发展。患者每日饮水量应在 2000mL 以上，如果患者合并肾结石，则饮水量最好能达到 3000mL。

5. 低能量饮食，保持适宜体重

患者合并有超重或肥胖，应控制能量摄入，体重最好能低于理想体重10%～15%。减重应循序渐进，切忌过猛，否则体脂分解过快可能会抑制尿酸的排出，而诱发痛风急性发作。

6. 限制刺激性食物

辛辣调味品不宜过多食用，茶叶、可可和咖啡可适量摄入。

三、食物选择与食疗菜肴推荐

1. 食物选择

（1）宜用食物 蛋类、脱脂或低脂乳类及其制品、蔬菜、水果、低 GI 的谷薯类食物。

（2）忌（少）用食物

① 高嘌呤的动物性食品，如鹅肝、猪肝、鸡胸肉、基围虾、河蟹等。

② 含较多果糖和蔗糖的食品。

③ 各种含酒精饮料，尤其是啤酒和蒸馏酒（白酒）。

2. 食疗菜肴推荐

（1）水果藕粉羹 取香蕉 50g、苹果 50g、梨 50g，分别洗净去皮。将果肉切丁放入炖锅内，放入适量清水煮沸，再调入适量藕粉，不断搅拌成羹状。

（2）玉米南瓜糊 取南瓜 100g 适量，去瓤洗净，并切成薄片，放入锅中，加适量清水煮沸。再调入适量玉米粉，搅拌均匀直至糊状即可。

（3）牛奶燕麦粥 将燕麦片 80g 在适量清水中浸泡半个小时（即食燕麦片则不需浸泡），然后加少量清水用小火煮 20 分钟，加入纯牛奶 150g，继续煮 10 分钟即可。

（4）凉拌萝卜丝 白萝卜 300g 擦丝后撒盐拌匀，葱、蒜切碎备用。待萝卜丝腌制一段时间，将水分挤出装盘，放入蒜末，少许白醋、白糖，拌匀，最后撒上葱花即可。

（5）清炒圆白菜 圆白菜 300g 清洗好后，用手撕成小块。炒锅中加入适量的食用油，油温升高后加入圆白菜翻炒，加入适量的食盐出锅即可。

（6）红薯三宝粥 红薯 100g 洗净去皮，切小块，糯米 15g、大米 15g、小米 20g 一起淘洗干净备好。炖锅里放适量清水，放入洗好的三种米，把红薯也放到锅里。盖上锅盖，加热至沸后，转小火加热 90 分钟，至粥软烂即可。

（7）蒜香拍黄瓜 黄瓜 500g 洗净去皮，用刀面拍打成小块装盘备用，大蒜切成碎末备用。炒锅置于火中，放入适量食用油，待油热后，煸炒蒜末，加少许生抽、老抽、食用醋、麻油，制成调味汁，浇在黄瓜上拌匀即可。

（8）冬瓜玉米汤 把冬瓜和玉米切成小块，放入适量的水，先把玉米煮熟后，再加入冬瓜，熬至冬瓜熟透即可。

四、一日食谱举例

痛风患者可根据自身具体情况，决定每天应该摄入多少能量。以下为总能量 1800kcal、1600kcal 的痛风食谱。

1. 每日约 1800kcal 能量的痛风缓解期食谱

食谱一 ▶▶▶

餐次	食物名称	食物种类及其重量
早餐	醋熘土豆丝	土豆 50g
	花卷	面粉 75g
	牛奶	牛奶 300mL
	餐后水果	苹果 150g
午餐	米饭	大米 100g
	咸蛋炒冬瓜	冬瓜 100g，咸鸭蛋 60g
	肉末圆白菜	圆白菜 120g，猪瘦肉 30g
	餐后水果	雪梨 200g
晚餐	米饭	大米 100g
	胡萝卜炒肉	胡萝卜 120g，猪瘦肉 70g
	清炒丝瓜	丝瓜 100g

食谱二 ▶▶▶

餐次	食物名称	食物种类及其重量
早餐	牛奶燕麦粥	牛奶 300mL，燕麦 100g
	凉拌笋片	莴笋 50g
午餐	米饭	大米 100g
	韭菜炒蛋	韭菜 120g，鸡蛋 50g
	猪血白菜	白菜 100g，猪血 80g
	餐后水果	雪梨 200g

续表

餐次	食物名称	食物种类及其重量
	酸汤面	面条100g
晚餐	青椒肉丝	青椒100g，猪肉50g
	醋熘黄瓜	黄瓜120g

注：1.成年人可根据自身特点及需要，对食谱中的各类食物做适当替换，即可以生成另一日食谱，一定要注意食物多样化。

2.食谱中的食物重量是建议摄取量，而不一定是菜谱中制作材料的配菜重量。

3.一天的用油量不要超过15g，用盐量不要超过5g（每5mL酱油含约1g盐）。

4.饮水量2000～3000mL。

2. 每日约1600kcal能量的痛风急性期食谱

 食谱一

餐次	食物名称	食物种类及其重量
	花卷	面粉60g
早餐	牛奶	牛奶300mL
	餐后水果	苹果100g
	米饭	大米100g
	番茄炒鸡蛋	番茄120g，鸡蛋70g
午餐	清炒圆白菜	圆白菜120g
	餐后水果	山竹100g
	米饭	大米90g
晚餐	青椒炒鸡蛋	青椒100g，鸡蛋50g
	清炒苦瓜	苦瓜120g

食谱二 ▶▶▶

餐次	食物名称	食物种类及其重量
早餐	馒头	面粉 60g
	牛奶	牛奶 300mL
	餐后水果	柚子 100g
午餐	米饭	大米 100g
	西红柿蛋汤	西红柿 150g，鸡蛋 70g
	凉拌萝卜丝	白萝卜 100g
	餐后水果	葡萄 100g
晚餐	米饭	大米 90g
	丝瓜鸡蛋汤	丝瓜 100g，鸡蛋 50g
	清炒四季豆	四季豆 100g

　　注：1.成年人可根据自身特点及需要，对食谱中的各类食物做适当替换，即可以生成另一日食谱，一定要注意食物多样化。

　　2.食谱中的食物重量是建议摄取量，而不一定是菜谱中制作材料的配菜重量。

　　3.一天的用油量不要超过15g，用盐量不要超过5g（每5mL酱油含约1g盐）。

　　4.饮水量2000 ～ 3000mL。

第二章

心脑血管疾病与营养

第一节　高脂血症

一、什么是高脂血症

高脂血症指机体血浆中胆固醇或／和甘油三酯水平升高，可表现为高胆固醇血症、高甘油三酯血症、混合型高脂血症（胆固醇和甘油三酯都高）。由于脂质难溶于水，必须与血浆中的蛋白质结合形成大分子的脂蛋白后，才能在血液中被运输，进入组织进行代谢，所以胆固醇和甘油三酯在血浆中都是以脂蛋白的形式存在，严格地说，高脂血症应称为高脂蛋白血症。

随着人们生活水平的提高，高蛋白、高脂肪饮食增多，加之运动量减少，人群的血脂水平逐步升高，高脂血症患病率明显增加，且患病人群越来越年轻化。高脂血症可分为原发性和继发性两类。原发性高脂血症主要与先天和遗传有关，由单一基因缺陷或多个基因缺陷所致，或由不良生活方式（如高能量、高脂和高糖饮食，过度饮酒等）通过未知的机制而致。由于基因突变所致的高脂血症多具有家族聚集性，有明显的遗传倾向，特别是单一基因突变者，故临床上通常称为家族性高脂血症。继发性高脂血症是指由于其他疾病所引起的血脂异常，可引起血脂异常的疾病主要有肥胖、糖尿病、肾上腺皮质功能亢进症、甲状腺功能减退症、系统性红斑狼疮、糖原贮积症、多囊卵巢综合征等。

高脂血症主要引起脂质在血管内皮沉积，造成动脉粥样硬化，而动脉粥样硬化的发生和发展又是一个缓慢渐进的过程。多数患者早期并无明显症状和异常体征，是在体检或由于其他原因进行血液生化检验时才发现有血浆脂蛋白水平异常升高。高脂血症是脑卒中、冠心病、心肌梗死、糖耐量异常、糖尿病的重要危险因素。

二、高脂血症患者饮食原则

饮食治疗和生活方式改善是防治高脂血症的基础。无论是否接受药物治疗，都必须把调整膳食结构和改善生活方式贯穿始终。对于中、重度高脂血症患者，饮食治疗可以增强和稳固药物的疗效。

1. 减少能量摄入，控制体重

肥胖特别是中心性肥胖，是血脂代谢异常的重要危险因素。高脂血症患者应在确保营养素供给的前提下适当减重，将体重控制在理想体重范围内。减少能量的摄入对肥胖的高甘油三酯血症患者来说更加重要。每餐六至八分饱，主食以新鲜五谷杂粮加豆类或以薯类为主。同时，要增加有氧运动的消耗，以减轻体重或维持理想体重。

2. 限制高胆固醇膳食

高胆固醇血症患者每天膳食胆固醇供给量一般应控制在 300mg 以下。富含胆固醇食物有蛋黄、鱼子、蟹黄、动物内脏，患者应尽量少吃。植物固醇存在于稻谷、小麦、玉米、大豆等植物中，具有降低胆固醇的作用，特别是大豆中的豆固醇有明显的降血脂作用。需要注意的是，鸡蛋黄含胆固醇虽高，但是鸡蛋黄含有的卵磷脂等营养素可提高高密度脂蛋白，有利于降低血脂。所以每天吃一两个鸡蛋，不会影响血脂，更不会加重心脑血管疾病。

常见高胆固醇食物的胆固醇含量

常见高胆固醇食物的胆固醇含量如表 2-1。

表2-1 常见高胆固醇食物的胆固醇含量 单位：mg/100g（可食部）

食物名称	胆固醇含量	食物名称	胆固醇含量
鸡蛋黄	1510	猪大肠	137
鸭蛋黄	1576	猪蹄	192
鹅蛋黄	1696	鸡血	170
鸡蛋	585	鸭肠	187
鸭蛋	565	鸡心	194
鹅蛋	704	鸡胗	174
鹌鹑蛋	515	墨鱼干	316
猪肝	1017	鲍鱼	242
猪脑	2571	河虾	240
猪肾（猪腰子）	354	墨鱼	226
羊肝	349	对虾	193
鸭肝	341	河蟹	267
鹅肝	285	基围虾	181
猪皮	304	蛤蜊	156
猪心	151	黄油	296
猪肚	165	奶油蛋糕	161
猪舌	158	牛肉干	166

3. 限制高脂肪膳食

每天脂肪摄入量应控制在总能量的30%以内，饱和脂肪酸应小于总能量的7%。患者每日摄入20~30g脂肪为宜。多选用一些富含ω-3多不饱和脂肪酸的食物，如三文鱼、大马哈鱼、沙丁鱼、金枪鱼、牡蛎、生蚝或污染少的江河鱼虾类，这些食物有明显的降脂作用。少选择含饱和脂肪酸多的食物，如动物油脂、动物内脏等。另外，含反式脂肪酸的食物如奶油蛋糕、冰激凌等应少吃。多不饱和脂肪酸可减少血小板凝聚，增加抗血凝作用，降低血液的黏稠度。饱和脂肪酸和反式脂肪酸摄入过多，可使甘油三酯升高，加速血液凝固，增加血液的黏稠度，促进脂肪沉积在血管壁上。

常见食物脂肪含量与饱和脂肪酸含量

常见食物脂肪含量与饱和脂肪酸含量，如表2-2。

表2-2　常见食物脂肪含量与饱和脂肪酸含量　　单位：g/100g（可食部）

食物名称	脂肪含量	饱和脂肪酸含量	食物名称	脂肪含量	饱和脂肪酸含量
黄油	98.0	52.0	金华火腿	28.0	8.2
奶油	97.0	42.8	鹅	19.9	5.5
猪肉（肥）	88.6	10.8	鸭	19.7	5.6
猪肉（五花）	35.3	12.0	鸭舌	19.7	3.5
猪肉（后臀尖）	30.8	10.8	鸽	14.2	3.3
猪肉（后肘）	28.0	9.4	烧鹅	21.5	6.4
猪蹄	18.8	6.3	北京烤鸭	38.4	12.7
猪大肠	18.7	7.7	酱鸭	18.4	5.9
猪舌	18.1	6.2	烤鸡	16.7	4.6
叉烧肉	16.9	5.1	扒鸡	11.0	3.3
午餐肉	15.9	5.0	鸡蛋（红皮）	11.1	3.3
羊肉（肥瘦）	14.1	6.2	鸡蛋黄	28.2	6.3
牛舌	13.3	5.7	鸭蛋	13.0	3.8
酱牛肉	11.9	5.5	鸭蛋黄	33.8	7.8
腊肉（生）	48.8	3.0	鹅蛋	15.6	4.5

4. 适量的蛋白质和碳水化合物

蛋白质摄入量以占总能量的 13%～15% 为宜，可多选择大豆及其制品，大豆蛋白属于优质蛋白，而且大豆有较好的降血脂作用。鱼肉和禽肉也是优质蛋白的良好来源。碳水化合物摄入量以占总能量的 50%～60% 为宜，碳水化合物摄入过多可转化为脂肪在体内贮存，所以，不可摄入过多米面等主食。由于蔗糖、果糖等比淀粉更容易转化为甘油三酯，故甜食和含糖的饮料等更应少吃。

5. 充足的维生素、矿物质和膳食纤维

植物性食物中的谷固醇和膳食纤维可以影响机体对胆固醇的吸收，从而降低胆固醇水平。植物固醇每天 2～3g，水溶性膳食纤维每天 10～25g。提倡多吃新鲜蔬菜、水果和菌藻类食物，适当吃些粗粮、杂粮，以保证充足的维生素、矿物质和膳食纤维的摄入量。高脂血症患者应多食含钙食物如奶制品、豆制品等，每天坚持摄入高钙食物，能有明显的降脂效果。

6. 加强体力活动和体育锻炼

体力活动不仅能增加能量的消耗，而且可以增强机体代谢，提高体内某些酶，尤其是脂蛋白酶的活性，有利于体内甘油三酯的运输和分解，从而降低血中的脂蛋白水平。

7. 戒酒

酗酒或长期饮酒，可以刺激肝脏合成更多的内源性甘油三酯，使血液中低密度脂蛋白的浓度增高引起高脂血症。因此，以不饮酒为好，如要饮酒，以饮用少量红酒为好。

8. 避免过度紧张或兴奋

情绪紧张、过度兴奋，可以引起血中胆固醇及甘油三酯水平升高。

9. 吃清淡少盐的食物，多喝水

每天食盐摄入量控制在 5g 以下，伴有高血压者，应限制每天食盐 3g 以

下。成人每日宜饮水 6～8 杯。绿茶、菊花茶、普洱茶、苦丁茶、决明子茶等有助于降低血胆固醇，以淡茶为好，浓茶可引起心跳加快，诱发冠心病，应避免饮用。

三、食物选择与食疗菜肴推荐

1. 食物选择

（1）宜用食物

① 富含膳食纤维的蔬菜（如芹菜、韭菜、油菜等）、水果（如苹果、草莓、猕猴桃等）、粗粮等。

② 富含多不饱和脂肪酸的深海鱼类。海鱼鱼油中的多不饱和脂肪酸 DHA可以降低血脂、保护神经系统。若单独补充深海鱼油，应同时加服维生素 E，以防止脂质过氧化。

③ 大豆类及其制品，大豆中的豆固醇有明显降血脂的作用，故提倡多吃豆腐、豆干、豆浆等食品。

④ 食用油宜选用植物油，如豆油、玉米油、葵花籽油、茶油、芝麻油等。

⑤ 茶叶尤其是绿茶，具有明显的降血脂作用，可常食用。

⑥ 菌藻类食物，如香菇、蘑菇、平菇、金针菇、木耳、银耳等食物，含有丰富的植物多糖，有降低血脂的作用。

（2）忌（少）用食物

① 少吃甜食，尽量少吃精制糖（白糖、糖果），长期吃过多的精制糖会导致血中甘油三酯升高，还可导致肥胖，是冠心病、糖尿病、高血压的危险因素。

② 忌（少）食胆固醇含量高的食物，如动物内脏、蛋黄、鱼子、蟹黄等。

③ 限食动物性脂肪，如猪油、肥猪肉、黄油、肥羊、肥牛、肥鸭、肥鹅等，鱼油除外。

④ 戒酒、忌咖啡，少饮或不饮含糖多的饮料。

2.食疗菜肴推荐

（1）**西芹百合炒虾仁** 干百合 30g 温水泡发，西芹 60g 洗净切片备用；将处理后的虾仁 120g，加少许盐、胡椒粉、料酒腌制片刻，然后撒上少许生粉抓匀备用。将炒锅置火上烧热，放入少许食用油，油温五成热时，放入虾仁快速翻炒，虾肉变色起锅控油；炒锅内留少许底油，放入西芹稍加煸炒，再放入百合一同煸炒至断生，加少许食盐调味，倒入虾仁，翻炒均匀即可。

（2）**大蒜炒春笋** 将大蒜 60g 洗净切段（将蒜秆和蒜叶分开），春笋 100g 去壳洗净切片备用。将炒锅置火上烧热，放入少许食用油，放入大蒜秆和春笋翻炒片刻，再放入大蒜叶翻炒，最后加入少许食盐翻炒均匀即可。

（3）**海带豆腐汤** 将海带 50g 用温水泡发后，洗净切片；豆腐 50g 切成小方丁，入沸水中烫一下，然后捞出；少许香葱、生姜、香菜切末备用。炒锅置于火上，倒入适量植物油，至油热时，将姜末、葱花放入热油锅内煸香，放入海带、豆腐，加高汤烧沸，改文火炖煮，最后加食盐、香菜末以及胡椒粉调味即可。

（4）**虾仁炒韭菜** 将韭菜 100g 洗净，切成 3cm 长的段；鲜虾 120g 剥去壳，洗净；少许香葱切成段，生姜切成片备用。将炒锅置于火上，放入植物油烧热后，先将葱段、姜片下锅煸香，再放虾和韭菜，烹入料酒，连续翻炒，至虾熟透，起锅装盘即可。

（5）**香菇萝卜汤** 将白萝卜 300g 洗净，去皮切片；香菇 100g 撕成两半备用；少许老姜拍碎。将白萝卜、香菇、姜放入锅内煮开，转小火至白萝卜熟透，加入食盐调味即可。

（6）**山楂海味蛋卷** 先将泡发后的紫菜 150g 洗净去泥沙，沥干水分，将山楂 100g 榨取汁液与紫菜拌匀；取 2 个鸡蛋打散备用。将平底锅置于火上，将蛋液摊成圆形蛋皮，将拌好山楂汁的紫菜放在蛋皮上卷成蛋卷，上笼蒸熟，冷却后切成段即可。

（7）**枸杞菊花饮** 枸杞子 15g、菊花 10g，沸水冲泡，代茶饮用。

（8）**山楂消脂饮** 鲜山楂 30g、生槐花 5g、嫩荷叶 15g、决明子 10g。将以上食材放入锅中一起煮，待将烂时，用大勺压碎，再煮 10 分钟，取汁当茶饮。

（9）**菊花绿茶饮**　菊花 10g、绿茶 3g，用开水冲泡，代茶饮用。

（10）**降脂减肥茶**　决明子 5g、菊花 5g 洗净备用。决明子炒至微膨带有香味后捣碎，用纱布包好，放入适量清水煮至微黄色，再倒入菊花煮几分钟即可。

四、一日食谱举例

高脂血症患者可根据自身情况，决定每天应该摄入多少能量。以下为每日约 1600kcal 能量的高脂血症食谱。

食谱一 ▶▶▶

餐次	食物名称	食物种类及其重量
早餐	南瓜馒头	面粉 55g，南瓜 50g
	脱脂牛奶	脱脂牛奶 250mL
	鸡蛋羹	鸡蛋 50g
午餐	米饭	大米 100g
	醋熘土豆丝	土豆丝 100g
	蒜香茄子	茄子 120g，青椒 20g，大蒜 15g
	清蒸鲈鱼	鲈鱼 90g
	餐后水果	杏 200g
晚餐	米饭	大米 85g
	家常豆腐	北豆腐 65g，青椒 20g，胡萝卜 10g
	凉拌菠菜	菠菜 150g，花生仁 10g

食谱二 ▶▶▶

餐次	食物名称	食物种类及其重量
早餐	番茄鸡蛋汤	番茄 80g，鸡蛋 50g
	窝头	面粉 50g，玉米面 25g
	无糖酸奶	酸奶 250g
午餐	米饭	大米 100g
	虾仁炒油菜	油菜 120g，虾仁 40g
	清炒胡萝卜丝	胡萝卜 100g
	餐后水果	草莓 200g
晚餐	米饭	大米 75g
	紫菜虾皮豆腐汤	水发紫菜 40g，虾皮 10g，嫩豆腐 100g
	莴笋炒鸡丝	莴笋 150g，鸡肉 30g

注：1.成年人可根据自身特点及需要，对食谱中的各类食物做适当替换，即可以生成另一日食谱，一定要注意食物多样化。

2.食谱中的食物重量是建议摄取量，而不一定是菜谱中制作材料的配菜重量。

3.一天的用油量不要超过10g，用盐量不要超过5g（每5mL酱油含约1g盐）。

血脂异常筛查

血脂异常筛查主要是对医疗机构就诊人群进行常规血脂检测及健康体检。建议如下：① 20～40 岁成年人至少每 5 年检测 1 次血脂（包括 TC、LDL-C、HDL-C 和 TG）；② 40 岁以上男性和绝经期后女性每年检测 1 次血脂；③ 动脉粥样硬化性心血管疾病患者及高危人群，应每 3～6 个月检测 1 次血脂。因动脉粥样硬化性心血管疾病住院的患者，应在入院时或入院 24h 内检测血脂。

第二节　冠心病

一、什么是冠心病

冠状动脉粥样硬化性心脏病是指冠状动脉发生粥样硬化引起管腔狭窄或阻塞，导致心肌缺血、缺氧而引起的心脏病，简称冠心病，亦称缺血性心脏病。冠心病是一种严重危害人类健康的心血管疾病，其危险因素有高血压、高血脂、吸烟、高盐饮食、精神压力等。不健康的生活方式，特别是不合理的饮食结构是引起冠心病的重要因素。随着生活水平的提高，冠心病的发病率在逐年上升，且有相对年轻化趋势。

冠心病主要有隐匿型冠心病、心绞痛型冠心病、心肌梗死型冠心病、心力衰竭型冠心病、猝死型冠心病。隐匿型冠心病患者无症状，静息时或负荷后有心肌缺血的心电图改变，病理检查无改变。心绞痛型冠心病有发作性胸骨后疼痛，为一时性心肌供血不足，病理检查无改变。心肌梗死型冠心病有持久的胸骨后剧烈疼痛、发热、白细胞计数和血清心肌酶增高以及心电图进行性改变，可发生心律失常、休克或心力衰竭，属冠心病的严重类型。心力衰竭型冠心病表现为心脏增大、心力衰竭和心律失常，为长期心肌缺血导致心肌纤维化引起。猝死型冠心病多为缺血心肌局部发生电生理紊乱引起严重心律失常所致。

二、冠心病患者饮食原则

患者可根据病情的轻重选择不同的临床治疗方法，同时积极配合饮食治疗，达到缓解症状、恢复心脏功能、延长患者生命、提高患者生活质量的目的。冠心病的预防必须从儿童时期开始，养成良好的生活习惯，合理膳食，避免摄入过多的脂肪和大量的甜食，加强体育锻炼，预防肥胖、高脂血症、高血压和糖尿病的发生。特别是良好的饮食习惯，对防治冠心病及其并发症是十分重要的。

1. 控制总能量

预防肥胖应从儿童时期开始，尤其对有肥胖家族史者、体重超过标准体重者，每日应减少膳食总能量摄入，以降低体重。减重应循序渐进。冠心病患者切忌暴饮暴食，应少量多餐，每日最好4～5餐，避免吃得过饱。超重和肥胖症患者还应增加运动量，加大能量消耗。高脂血症、高血压和糖尿病患者，要积极控制好血脂、血压和血糖，消除冠心病的危险因素。

2. 限制脂肪和胆固醇

每天脂肪的摄入量应控制在总能量的20%，不应超过25%。海鱼的脂肪中含有较多的多不饱和脂肪酸，可降低血清胆固醇、甘油三酯、低密度脂蛋白和极低密度脂蛋白，从而保护心血管，预防冠心病。每天胆固醇摄入量应控制在300mg以下，避免食用过多的动物性脂肪和富含胆固醇的食物，可适当地吃些瘦肉、家禽、鱼类等。

3. 多吃粗粮、鱼类、奶类、豆类及其制品

主食可多选用粗粮如玉米、高粱、荞麦等，少食用蔗糖和果糖。肥胖症患者主食应限制，可用马铃薯、山药、莲藕、芋艿、荸荠等根（块）茎类食物代替部分主食。鱼类肉质嫩易于消化吸收，含有丰富的多不饱和脂肪酸，可每天食用，烹饪方法以清炖和清蒸为主。冠心病患者还应多吃奶类，但应以脱脂奶为宜。豆类及其制品含植物固醇较多，有利于胆酸的排出，可减少体内胆固醇的合成，宜多食用。

4. 吃清淡少盐的膳食

冠心病患者的饮食宜清淡，减少食盐和味精的使用量，有助于控制膳食钠摄入量，食盐的摄入量每天以不超过5g为宜。冠心病患者合并高血压，食盐摄入量每天应控制在3g以下。

5. 多吃蔬菜、水果

冠心病患者平时应注意补充富含 B 族维生素、维生素 C 和胡萝卜素的蔬果。特别是深色蔬菜，因为深色蔬菜富含维生素 C 和胡萝卜素，并含有丰富的膳食纤维。

6. 禁酒，提倡喝淡茶

冠心病患者应忌饮各种酒类。茶叶中含有茶碱、维生素 C 和鞣酸。茶碱能吸附脂肪，减少肠道对脂肪的吸收，有助于消化并有收敛作用。一般泡制的淡茶，每日 4～6 杯，能助消化及利尿。忌喝浓茶，因为茶叶含咖啡因，量过多可引起心跳加快，影响睡眠，对冠心病患者不利。

三、食物选择与食疗菜肴推荐

1. 食物选择

（1）宜用食物

① 富含优质蛋白质的食物，如鱼类、豆类及其制品。鱼类特别是富含不饱和脂肪酸的深海鱼类，有利于保护心血管。

② 富含膳食纤维的粗粮，如玉米、小米、高粱等。

③ 富含维生素、矿物质及膳食纤维的新鲜蔬菜、水果。蔬菜和水果中含有丰富的维生素、矿物质、纤维素和果胶。猕猴桃、柑橘、柠檬和紫皮茄子含有丰富的维生素 C，能够影响心肌代谢，增加血管韧性和弹性，大剂量维生素 C 还可使胆固醇氧化为胆酸而排出体外。

④ 血管保护性食物，如大蒜和洋葱。因为大蒜和洋葱含有二烯丙基二硫化物（DADS）和二烯丙基三硫化物（DATS），能有效防治动脉粥样硬化。富含植物多糖的食物，如海带、香菇、木耳等。

⑤ 适量饮淡茶。茶叶中的茶多酚，可改善微血管壁的渗透性，能有效增强心肌和血管壁的弹性，减轻动脉粥样硬化的程度。茶叶中的咖啡因和茶碱能直接兴奋心脏、扩张冠状动脉，适量的咖啡因和茶碱可增强心肌的功能，但

是，过多的咖啡因和茶碱可诱发冠心病的急性发作，故宜饮淡茶不宜饮浓茶。

（2）忌（少）用食物

① 动物油脂及油炸食品，如肥羊、肥鹅、肥猪肉、肥牛肉、猪蹄、炸鸡腿等。

② 动物内脏、鱼子等。

③ 过咸或过甜的食品。过咸的食物如咸菜、大酱等宜少用；过甜的食物如糖果、冰激凌、巧克力等也宜少用。

④ 刺激性食物，如芥末、辣椒、浓咖啡、浓茶、胡椒、咖喱等。

2. 食疗菜肴推荐

（1）**香菇炒芹菜**　香菇10g泡发洗净切条，芹菜100g洗净去筋脉切片，胡萝卜30g切丝，少许蒜瓣拍碎备用。炒锅置于火上，放入少许植物油，温油放入蒜瓣，待香味飘出，放入香菇、芹菜、胡萝卜一起翻炒约2分钟后，加少许白糖、食盐调味即可。

（2）**洋葱炒木耳**　黑木耳（干）10g泡发洗净切丝，洋葱100g去皮切丝备用。炒锅置于火上，放入少许植物油，温油放入洋葱丝翻炒，撒少许花椒粉，再把木耳丝放入锅内翻炒均匀，加入少许食盐调味即可。

（3）**凉拌海带**　少许生姜、蒜瓣、香葱切末，小米椒切碎备用。干海带50g泡发，清洗干净后切成细丝，用开水焯一下后，捞出滤干水分，放入盘中，撒上少许食盐、蚝油、香油，再放入姜蒜末、香葱末和小米椒碎拌匀即可。

（4）**香菇荞麦面**　猪肉50g洗净后切末，放少许生抽和淀粉拌匀；香菇20g、水发黑木耳20g、豆腐20g和西红柿20g洗净切丁；少许蒜瓣切片，香菜、香葱切末；两颗菜心洗净备用。炒锅置于火上，放入少许植物油，温油放入蒜片煸香，再放入肉末翻炒，放入少许花椒面、香葱末翻炒均匀，放少许酱油和食盐。然后放入木耳、香菇翻炒均匀，再放入豆腐和西红柿翻炒均匀，放入适量温水烧开，水开后放入荞麦面120g煮5分钟，最后放入菜心、香菜末即可。

（5）**玉米鸡丁**　鸡胸肉100g切丁，放入碗内，加少许生抽和淀粉抓匀腌制片刻；黄瓜 100g 切丁，玉米 120g 取粒，青葱取葱白切末备用。炒锅置于火上，放入少许植物油，油热后放入鸡丁及葱白末翻炒，炒至鸡丁变白时加入玉米粒及黄瓜丁，起锅前加入少许食盐调味即可。

（6）**韭白粥**　韭白 30g 洗净，粳米 100g 洗净备用。韭白、粳米一并放入锅内，加适量清水，用大火烧沸后，转用小火熬煮至米烂成粥即可。

（7）**玉米粉粥**　玉米粉 50g、粳米 100g。玉米粉放入大碗内，加冷水调稀，将洗净的粳米放入锅内，加适量清水，用大火烧沸后，转用小火煮至九成熟，将玉米粉糊倒入，边倒边搅，继续用文火煮至成粥。

（8）**淮山药萝卜粥**　白萝卜 100g 洗净切块，淮山药 20g 洗净切块，大米 80g 洗净备用。将白萝卜、淮山药、大米一并放入锅内，加适量清水，用小火熬煮成粥即可。

（9）**丹参茶**　取丹参片 6g，以开水冲泡，代茶饮用。

（10）**鸡肉药膳汤**　鸡腿肉 150g、人参 15g、麦冬 25g。将洗好去皮的鸡腿肉和适量清水同时放入锅中，煮沸后用小火继续煮 10 分钟，放入人参、麦冬，煨至肉烂，加入少量食盐调味即可。

（11）**柠檬马蹄饮**　柠檬 1 个洗净切片，马蹄 10 个洗净去皮备用。将柠檬片和马蹄放入锅中，加入适量清水，煮至片刻后放凉即可。可食可饮，常服有效。

（12）**清炖兔肉**　兔肉 500g 洗净切块备用。将兔肉与山楂 6～8 枚放入锅中，放入姜片、葱段、料酒和适量清水，同煮至肉软烂，放入食盐调味即可。

（13）**菊花鲤鱼汤**　鲤鱼 1 尾，开膛洗净备用。锅中放入少许食用油，至油六七成热时，放入鱼煎至两面稍金黄，放入白菊花 25g、枸杞子 15g 及适量清水，炖熟后放入少许食盐调味即可。

四、一日食谱举例

冠心病患者可根据自身情况，决定每天摄入多少能量。以下为每日约 1800kcal 能量的冠心病食谱。

食谱一 ▶▶▶

餐次	食物名称	食物种类及其重量
早餐	豆芽炒豆干	豆芽 100g，豆干 20g
	南瓜馒头	南瓜 35g，面粉 45g
	脱脂牛奶	脱脂牛奶 250mL
午餐	米饭	大米 100g
	苦瓜炒蛋	苦瓜 100g，鸡蛋 50g
	凉拌二素	胡萝卜 75g，芹菜 25g
	虾仁豆腐	鲜虾仁 50g，嫩豆腐 80g
	餐后水果	芒果 200g
晚餐	米饭	大米 90g
	香菇青菜	青菜 150g，香菇 50g
	清蒸黄花鱼	大黄花鱼 60g

食谱二 ▶▶▶

餐次	食物名称	食物种类及其重量
早餐	番茄豆腐汤	番茄 60g，豆腐 50g
	窝窝头	玉米粉 35g，面粉 45g
	牛奶	牛奶 250mL
午餐	米饭	大米 100g
	芹菜炒牛肉	芹菜 120g，牛瘦肉 50g
	清炒西蓝花	胡萝卜 20g，西蓝花 120g
	餐后水果	橙子 200g

续表

餐次	食物名称	食物种类及其重量
晚餐	米饭	大米 90g
	砂锅豆腐	豆腐 80g，猪瘦肉 50g，海米 10g，白菜 100g
	酸辣苦瓜	苦瓜 80g

注：1.成年人可根据自身特点及需要，对食谱中的各类食物做适当替换，即可以生成另一日食谱，一定要注意食物多样化。

2.食谱中的食物重量是建议摄取量，而不一定是菜谱中制作材料的配菜重量。

3.一天的用油量不要超过20g，用盐量不要超过4g（每5mL酱油含约1g盐）。

黑咖啡对心脏的影响

黑咖啡对心脏的影响有个体差异性，并且与饮用的量有重要关系。黑咖啡中含有的咖啡因，可以调节交感神经与迷走神经的兴奋性，促进血液循环，扩张血管，也可以起到保护心脏的作用。适量喝黑咖啡是安全和健康的。

部分人群对咖啡因比较敏感，喝了少量黑咖啡便会出现心慌、心悸、头晕，严重的甚至会影响睡眠，导致失眠等。这类人群不宜饮用黑咖啡。

另外，饮用太多的黑咖啡，对心脏不好，可能会导致心动过速、心肌收缩增强、心律失常、血压升高等。

因此，适量喝黑咖啡对健康有益，在一定程度上可以降低患心血管疾病的风险，但每天喝过多过浓的黑咖啡则会增加疾病的风险。

第三节　高血压

一、什么是高血压

高血压是指未服抗高血压药的情况下，收缩压≥140mmHg[1]和（或）舒张压≥90mmHg，常伴有以心、脑、肾和视网膜等功能性或器质性改变为特性的临床综合征。高血压可分为原发性高血压和继发性高血压，病因不明的高血压称为原发性高血压，占所有高血压患者的90%以上。大约60%的原发性高血压患者有家族史，另外，长期的睡眠不足、精神紧张、焦虑、噪声或不良视觉刺激、高钠低钾饮食、大量饮酒、摄入过多的饱和脂肪酸等均可引起血压升高。血压升高是由某些疾病引起，病因明确的，称为继发性高血压，血压可暂时性或持久性升高。

目前我国对高血压的诊断与分级采用2024年修订的《中国高血压防治指南》的标准，见表2-3。

表2-3　高血压诊断与分级　　　　　　　　单位：mmHg

类别	收缩压		舒张压
正常	＜120	和	＜80
正常高值	120～139	和（或）	80～89
高血压	≥140	和（或）	≥90
1级高血压（轻度）	140～159	和（或）	90～99
2级高血压（中度）	160～179	和（或）	100～109
3级高血压（重度）	≥180	和（或）	≥110
单纯收缩期高血压	≥140	和	＜90
单纯舒张期高血压	≥140	和	＜90

注：当收缩压和舒张压分属于不同级别时，以较高的分级为准。

---

[1] 1mgHg=0.133kPa。

高血压是常见的全身性慢性疾病，在各种心血管病中患病率最高。长期高血压对心脏、肾脏、脑组织等器官组织可造成损害，并引发严重的并发症，是脑卒中和冠心病的重要危险因素。世界大部分地区人群高血压患病率及平均血压水平随年龄增长而增高。近年来，随着我国社会经济的发展、生活方式的改变以及人口老龄化的加速，高血压患病率在持续上升，且上升速度逐年加快。

高血压起病隐匿，病情发展缓慢，患者在早期多无不适症状，常在体检时才发现。由于高血压通常不表现症状，大部分人并不知道自己患有高血压，因此，人们把高血压称为"无声的杀手"。针对我国高血压呈持续上升趋势，我国把每年10月8日定为"全国高血压日"，以提高人们对高血压的重视。

二、高血压患者饮食原则

轻度高血压无器官损害的患者，可先行饮食治疗。如果3～6个月后血压仍控制不佳，则在饮食治疗的基础上同时使用药物治疗。高血压患者的饮食治疗有助于高血压的治疗，同时对预防动脉粥样硬化、冠心病、脑卒中等并发症起到积极的作用。

1. 限制钠盐，适当补钾

食盐含大量钠离子，人群普查和动物试验都证明，吃盐越多，高血压患病率越高，限盐后血压降低。低钠饮食时，全天钠的摄入应保持在500mg，以维持机体代谢，防止低钠血症，供给食盐以2～5g/d为宜。对于口味重的患者，应慢慢适应，坚持清淡饮食。我国居民膳食中的钠主要来自烹饪时的调味品和含盐高的腌制品，包括食盐、酱油、味精、咸菜、咸鱼、咸肉、酱菜等。因此限盐首先要减少烹调用调料，并减少食用各种腌制品。钾离子能阻止过高食盐饮食引起的血压升高，对轻度高血压具有降压作用。增加钾离子摄入有利于钠离子和水的排出，有利于高血压的治疗。患者可通过多吃新鲜的绿叶菜、豆类、水果、香蕉、杏、梅等食物来补充钾。

常见富含钠和钾的食物

常见富含钠和钾的食物见表2-4和表2-5。

表2-4　常见富含钠的食物　　　单位：mg/100g（可食部）

食物名称	钠	食物名称	钠
虾皮	5058	酱鸭	981
虾米	4892	鱿鱼（干）	965
咸鸭蛋（生）	2706	酱牛肉	869
咖喱牛肉干	2075	叉烧肉	726
猪肉脯	1638	火腿肠	771
盐水鸭	1558	奶酪	585
葵花子（炒、咸）	1322	松花蛋	543

表2-5　常见富含钾的食物　单位：mg/100g（可食部）

食物名称	钾	食物名称	钾
口蘑	3106	杏仁（烤干）	746
黄豆	1276	豇豆（干）	737
小麦胚粉	1523	榛子（炒）	686
黑豆	1377	南瓜子（炒）	672
桂圆（干）	891	虾皮	617
银耳（干）	1588	黄花菜（鲜）	610
芸豆（干、红）	1215	葵花子（生）	562
蚕豆（干）	1117	花生仁（生）	587
葡萄干	995	百合（鲜）	510

续表

食物名称	钾	食物名称	钾
赤小豆（干）	860	腰果（熟）	680
莲子（干）	846	豆腐皮	877
豌豆（干）	823	毛豆（鲜）	478
绿豆（干）	787	香菇（干）	464
海带（干）	761	栗子（鲜）	442
黑木耳（干）	757	大蒜（紫皮、鲜）	437

2. 限制能量，保持适宜体重

肥胖是导致高血压的原因之一，体重每增加 12.5kg，收缩压可上升 1.3kPa（10mmHg），舒张压升高 0.9kPa（7mmHg），说明体重增加，对高血压治疗大为不利。肥胖症患者应节食减肥，但不能减肥过快，体重减轻每周以 0.5～1kg 为宜，尽可能达到理想体重。提倡多吃全谷类和薯类等富含植物纤维的食物，严格控制动物脂肪和富含胆固醇食物的摄入，同时补充适量的动物性蛋白质和大豆蛋白。

3. 适当增加钙、镁的摄入量

钙离子与血管的收缩和舒张有关，钙有利尿作用，有降压效果。摄入含钙丰富的食物，能减少患高血压的可能性，补钙食物有牛奶、海带、豆类及其制品等。但补钙对慢性肾功能不全的患者是不妥的。镁离子缺乏时，血管紧张肽和血管收缩因子增加，可能引起血管收缩，导致外周阻力增加。补镁食物有香菇、菠菜、豆制品、桂圆等。

4. 戒酒

长期饮酒危害大，可诱发酒精性肝硬化，并加速动脉硬化，使高血压发病率增加。

5.建立良好的饮食习惯

高血压患者应定时定量进餐，宜少量多餐，每天4~5餐，避免过饱，早餐吃好，晚餐宜少，餐后不宜立即睡觉或剧烈运动。

6.其他

高血压患者服用华法林等抗凝药物治疗时，需要适当限制富含维生素K的食物。

常见食物维生素K的含量

常见食物维生素K的含量，见表2-6。

表2-6 常见食物维生素K的含量　单位：μg/100g（可食部）

食物名称	维生素K	食物名称	维生素K
芫荽叶（煮熟）	1510	青葱	207
芫荽叶（生）	310	薄荷叶（熟）	860
茶叶（绿）	1428	薄荷叶（生）	230
紫菜	1385	莴苣叶（生）	210
苋菜叶（生）	1140	西蓝花（熟）	270
甜菜叶（生）	830	西蓝花（生）	205
甘蓝叶（生）	817	韭菜（生）	190
菠菜叶（生）	400	卷心菜（生）	145
马齿苋（生）	381	生菜（生）	122

三、食物选择与食疗菜肴推荐

1. 食物选择

（1）宜用食物

① 含钾丰富的食物，如香蕉、柑橘、花生、干蘑菇、紫菜、梨、桃、葡萄等。

② 含钙丰富的食物，如乳类及其制品、豆类及其制品、芝麻酱、虾皮等。

③ 含镁丰富的食物，如菠菜、苋菜、香菇、虾米、桂圆、小米、荞麦面、豆类及豆制品等。

④ 含胆固醇较低的动物性食物，如鱼肉、兔肉、禽肉、猪血、牛瘦肉、海参、蟹肉等。

⑤ 富含维生素C的新鲜蔬菜和水果，如番茄、青菜、青椒、苦瓜、莴笋、柑橘、大枣、猕猴桃等。

（2）忌（少）用食物

① 限制能量过高的食物，如奶油蛋糕、油炸食物、巧克力、糖果等。

② 限制过咸的食物，如咸鱼、腊肉、香肠、腐乳等。

③ 少食用或不食用辛辣和刺激性食物，也不推荐饮用浓茶和浓咖啡。

④ 少饮用含糖饮料和碳酸饮料。

⑤ 不宜饮酒。

2. 食疗菜肴推荐

（1）清炒茼蒿　新鲜茼蒿300g清洗干净，沥干水分备用。将炒锅置火上，放入少许食用油，油热后迅速倒入茼蒿煸炒，炒至颜色变深绿，菜变软时加入少许食盐调味即可。

（2）青椒洋葱　青椒50g洗净，去籽切片；洋葱120g去皮，洗净切片。将炒锅置火上，放入少许食用油，油热后放入洋葱煸炒，再加青椒一起炒，炒至菜稍变软，加入少许食盐调味即可。

（3）黑木耳炒腐竹　黑木耳（干）10g泡发，去蒂洗净；干腐竹30g用水泡软切段，放入开水焯水，捞出控水；少许生姜、蒜瓣切片备用。将炒锅置火上，放入少许食用油，油热后下蒜片和姜片爆香，再加入泡发好的腐竹、黑木耳翻炒片刻，最后加少许食盐、白糖、生抽、胡椒粉调味即可。

（4）**香菇豆腐蛋汤**　取鸡蛋1个打散，鲜香菇50g洗净切片，豆腐100g切长条，生姜、葱切末备用。将炒锅置火上，放入少许食用油，油热后加入葱姜末爆香，倒入香菇翻炒片刻。然后加入适量的开水，加入生抽、香醋、少许白糖。煮3分钟后加入豆腐、胡椒粉、适量食盐，用水淀粉勾芡，倒入蛋液搅匀，最后撒上葱末即可。

（5）**番茄大虾**　大虾（对虾）300g去头、去壳，先在虾背上划一刀，取出虾肠后洗净沥干，再用食盐腌制片刻；生姜、蒜瓣切片备用。将炒锅置火上，放入少许食用油，油热后下入大虾，炸透捞出。炒油中留少许底油，油热后放入蒜片、姜片煸香，再放入番茄酱炒透，加入少许清水、食盐、白糖调味，放入大虾，大火收汁后即可。

（6）**芹菜粥**　取新鲜芹菜60g连根、叶洗净切碎，粳米80g淘净。将芹菜和粳米一并放入锅内，加适量清水，熬煮成粥，加少许食盐调味即可。

（7）**菊花粥**　取干菊花末10～15g，粳米80g。先将粳米淘净放入锅内，加水适量，熬煮至半熟，再加入菊花末，继续用文火煮至米烂成粥即可。

（8）**茯苓木耳烧鲫鱼**　取茯苓10g、水发黑木耳50g、鲜鲫鱼2条。鲜鲫鱼去鳞及内脏，洗净切块；黑木耳洗净去蒂切片，塞入鱼腹内，装入盆内。茯苓泡软后放入盆内，加入葱、姜、黄酒、适量清水，上笼大火蒸约30分钟。鱼蒸好后，拣去葱、姜。炒锅内放适量清汤、白糖、食盐、胡椒粉、蚝油、麻油调味，烧沸后加水淀粉勾芡，浇在茯苓鲫鱼上即可。

（9）**紫菜绿豆粥**　取干紫菜5g泡发，干绿豆30g、粳米80g淘净，一同放入锅中，加清水适量，熬成粥即可。

（10）**核桃仁拌芹菜**　取芹菜300g洗净切丝，入沸水焯过后放凉备用。核桃仁50g入沸水浸泡片刻，剥去外皮切碎后，摆在芹菜丝上，加入少许食盐、香油拌匀即可。

四、一日食谱举例

高血压患者可根据自身情况，决定每天应该摄入多少能量。以下为每日约 1800kcal 能量的高血压食谱。

食谱一 ▶▶▶

餐次	食物名称	食物种类及其重量
早餐	拍黄瓜	黄瓜 60g
	全麦面包	全麦面粉 100g
	低脂牛奶	低脂牛奶 250mL
午餐	米饭	大米 100g
	凉拌海带丝	海带丝 80g
	香菇青菜	鲜香菇 50g，青菜 120g
	清蒸鲈鱼	鲈鱼 80g
	餐后水果	黄桃 200g
晚餐	米饭	大米 90g
	木耳炒鸡蛋	水发木耳 110g，鸡蛋 50g
	虎皮青椒	青椒 90g
	肉末豆腐	猪瘦肉 30g，豆腐 120g

食谱二 ▶▶▶

餐次	食物名称	食物种类及其重量
早餐	蒜香青菜面	大蒜 10g，青菜 50g，面条 80g
	豆浆	豆浆 300mL

续表

餐次	食物名称	食物种类及其重量
午餐	米饭	大米100g
	洋葱炒酱干	洋葱120g，酱干50g
	清炒生菜	生菜110g
	红烧鲫鱼	鲫鱼60g
	餐后水果	猕猴桃200g
晚餐	拌面	面条90g
	肉末苦瓜	苦瓜100g，猪瘦肉50g
	丝瓜蛋汤	丝瓜100g，鸡蛋50g

注：1. 成年人可根据自身特点及需要，对食谱中的各类食物做适当替换，即可以生成另一日食谱，一定要注意食物多样化。

2. 食谱中的食物重量是建议摄取量，而不一定是菜谱中制作材料的配菜重量。

3. 一天的用油量不要超过20g，用盐量不要超过3g（每5mL酱油含约1g盐）。

高血压的其他防治原则

① 增加体力活动。有规律的有氧运动可以预防高血压的发生，体力活动还有助于降低体重，两者结合更有利于血压降低。人们应根据自己的身体状况，决定自己的运动种类、强度、频率和持续运动时间。可选择步行、慢跑、太极拳、门球、气功、舞蹈等项目。运动强度需因人而异，运动频率一般要求每周3~5次，每次持续20~60分钟，还可根据自己的身体状况、所选择的运动项目和气候条件等而定。

② 戒烟，避免被动吸烟。

③ 减轻精神压力、保持心理平衡等。

④ 每周自测1~2天血压，早晚各1次，最好在晨起排尿后，服用降压药和早餐前，固定时间测量坐位血压。

第四节 心力衰竭

一、什么是心力衰竭

心力衰竭简称心衰，是由于心肌梗死、心肌病、血流动力学负荷过重、炎症等任何原因引起的心肌损伤，造成心肌结构和功能的变化，最后导致心室泵血或充盈功能低下。由于心脏的收缩功能和（或）舒张功能发生障碍，不能将静脉回心血量充分排出心脏，导致静脉系统血液淤积，动脉系统血液灌注不足，从而引起心脏循环障碍综合征。几乎所有的心血管疾病最终都会造成心室泵血和（或）充盈功能低下，导致心力衰竭的发生。慢性心力衰竭是指持续存在的心力衰竭状态，可以稳定、恶化或失代偿。治疗心衰的目标不仅要改善症状、提高生活质量，而且要针对心肌重构的机制，延缓和防止心肌重构的发展，降低心衰的住院率和死亡率。绝大多数的慢性心力衰竭都是以左心衰竭开始的，即首先表现为肺循环淤血。呼吸困难是左心衰竭最主要的症状，可表现为劳力性呼吸困难、端坐呼吸、阵发性夜间呼吸困难等多种形式。运动耐力下降、乏力为骨骼肌血供不足的表现。右心衰竭主要表现为慢性持续性淤血引起的各脏器功能改变，患者可出现腹部或腿部水肿。

二、心力衰竭患者饮食原则

心力衰竭患者治疗应以控制基础疾病为主，如控制高血压、糖尿病等危险因素，使用抗血小板药物和他汀类调脂药物进行冠心病二级预防，并针对基础病采取相应的饮食治疗。饮食治疗在心力衰竭的治疗中占有重要的地位，与药物治疗相辅相成。心力衰竭患者营养治疗的目的在于控制体内的钠、水潴留，减轻心脏负荷，调节水、电解质平衡，预防和减轻水肿。

1. 低能量饮食

低能量饮食可减少机体的氧消耗，减轻心脏负担。心力衰竭患者平时应少吃油腻食物及甜食，少量多餐，每餐只吃七分饱。

2. 限制钠盐摄入

中度心衰者每日食盐的摄入量应控制在 2.5g 内。重度心衰者每日食盐的摄入量不得超过 1.5g。钠不仅存在于食盐中，也存在于其他食物及调味品中，如酱油、鸡精、蚝油、食品添加剂和一些药物。每日所有食物的含钠量均应计算。通常 1g 食盐含钠量相当于 5mL 酱油，如果烹调中用了酱油等调味品，应适当减少食盐的用量。

3. 注意钾盐平衡

长期应用利尿药的患者应多吃富含钾的食物，如土豆、紫菜、番茄、口蘑、香蕉、红枣、橘子等，必要时给予补钾剂治疗。当体内缺钾时，会造成全身无力、疲乏、心跳减弱、头昏眼花，严重缺钾还会导致呼吸肌麻痹而死亡。另一方面，心衰也可引起高钾血症，多见于严重的心衰或合并肾功能减退的患者，这时应用药物排钾，并注意不要吃含钾较多的食物。

4. 适当限制水的摄入

充血性心衰时，水的潴留继发于体内钠的滞留。当采用低钠膳食时，可不必严格限制进水量。一般患者的水分摄入量每日为 1000～1500mL，夏季时，可适当增加水的摄入量。肾功能减退的患者，在采用低钠饮食的同时，可在医生的指导下严格控制水的摄入。

5. 注意镁、钙的摄入

心衰常伴镁的缺乏，可吃含镁较多的食品，如香菇、紫菜、海带、木耳、银耳等。膳食中的含钙量要适中，不宜过多也不宜缺乏。因为高钙可使心肌收缩力增强，引起期外收缩和室性异位节律；而低钙可使心肌收缩力减弱。

6. 补充维生素

由于膳食的限制，心衰患者容易缺乏 B 族维生素与维生素 C，每日膳食中要特别注意补充新鲜蔬菜和水果，必要时可直接补充维生素制剂。

7. 限酒

饮酒会加重心脏负担，心衰患者应注意限酒。

三、食物选择与食疗菜肴推荐

以控制基础疾病为主的饮食治疗。

1. 食物选择

（1）宜用食物

① 主食以谷类及薯类为主；肉类以鱼类最好，动物肉类以瘦肉为主；可多选用豆类及其制品、新鲜蔬菜和水果；油脂以植物油为主。

② 多饮白开水、清茶、鲜榨果汁。

③ 调味品可适当选用无钠酱油、无钠食盐。

（2）忌（少）用食物

① 忌（少）用动物油脂、各种蛋糕、甜点、冰激凌、巧克力等。

② 调味品忌用（少）鸡精、食盐、酱油等。

③ 饮料忌（少）用汽水、啤酒等。

④ 忌用各种腌制食品如豆腐乳、咸肉、腊肉、香肠、咸鱼、熏鱼、酱菜、榨菜、咸鸭蛋等。

2. 食疗菜肴推荐

（1）**冬瓜鸡汤**　整鸡800g清洗干净，去除内脏；冬瓜300g去皮切块备用。砂锅中放适量清水，煮沸后放入清洗干净的鸡，加入一块生姜去腥，炖煮约一个半小时。放入冬瓜，再炖半个小时，最后放少许食盐调味即可。

（2）**木耳炒鸡蛋**　黑木耳（干）10g用水泡发好，洗净去蒂，用手撕成小朵，用沸水焯一下；鸡蛋打好，备用。炒锅置于火上，加少许食用油，油热后倒入蛋液，蛋液摊好后盛出。再在锅里倒入少许食用油，油六成热左右的时候放蒜末，爆香，然后放入木耳翻炒片刻，放入刚才摊好的鸡蛋，继续翻炒，最后撒上少许葱花，加食盐调味即可。

（3）**小葱拌豆腐** 选用嫩豆腐 500g，焯水后，用小刀划成方块，倒入盘中备用。取少许香葱切末撒在豆腐上，加少许食盐、香油、香醋拌匀即可。

（4）**芹菜炒豆干** 豆干 100g 切条；芹菜 300g 切段，入沸水锅中焯一下捞出备用。放入少许姜丝炝锅，放入豆干丝炒透，再下入芹菜段继续翻炒，最后加少许食盐，勾薄芡即可。

（5）**凉拌洋葱** 洋葱 150g 切丝，芹菜 50g 切段用少量食盐稍腌，少许红辣椒切丝，香菜切段，菠萝切小片备用。将洋葱丝、芹菜段、红辣椒丝、菠萝片装入盘中，加入少许食盐、香醋、香油和白糖一起搅拌均匀，最后撒上香菜即可。

（6）**爽口苦瓜** 苦瓜 300g 去籽洗净，切成薄片；枸杞子 30g 洗净，用温开水泡发备用。将苦瓜片、枸杞子装入盘中，加入冰糖汁、蜂蜜、橙汁拌匀，放入冰箱冰镇片刻即可。

（7）**白茯苓粥** 白茯苓粉 20g、粳米 100g。粳米、白茯苓粉放入锅内，加适量清水，用文火熬煮至米烂成粥即可。

（8）**莱菔子山楂红枣汤** 莱菔子 10g、山楂 50g、红枣 100g。将莱菔子用小纱布袋装好，红枣、山楂去核，洗净后一同放入锅内煮熟，取出纱布袋，取汤汁饮用即可。

四、一日食谱举例

心衰患者可根据自身具体情况，决定每天应该摄入多少能量。以下为每日约 1600kcal 能量的轻度心衰食谱。

食谱一 ▶▶▶

餐次	食物名称	食物种类及其重量
早餐	玉米面馒头	玉米粉 30g，面粉 35g
	脱脂牛奶	脱脂牛奶 220mL
加餐	水果	香蕉 40g

续表

餐次	食物名称	食物种类及其重量
午餐	米饭	大米 70g
	醋熘白菜	大白菜 125g
	三鲜豆腐	水发黑木耳 50g, 鲜虾仁 50g, 嫩豆腐 100g
加餐	水果	芒果 40g
	番茄鸡蛋面	番茄 100g, 鸡蛋 45g, 面条 30g
晚餐	米饭	大米 60g
	香菇青菜	香菇 50g, 青菜 90g
	肉末冬瓜	猪瘦肉 30g, 冬瓜 90g
加餐	全麦面包	面粉 30g
	水果	圣女果 80g

食谱二 ▶▶▶

餐次	食物名称	食物种类及其重量
早餐	醋渍紫甘蓝	紫甘蓝 50g
	馒头	面粉 35g
	豆浆	豆浆 260mL
加餐	莲子红枣粥	莲子 15g, 干红枣 15g, 大米 30g
午餐	米饭	大米 70g
	糖醋鱼片	草鱼 60g
	百合西蓝花	百合 70g, 西蓝花 100g
加餐	水果	葡萄 60g
	青菜香菇鸡丝面	青菜 70g, 鲜香菇 30g, 鸡肉 35g, 面条 30g

餐次	食物名称	食物种类及其重量
晚餐	米饭	大米 60g
	砂锅豆腐	豆腐 100g，猪瘦肉 30g，海米 10g，白菜 110g
	清炒豇豆	豇豆 80g
加餐	紫薯	紫薯 35g
	橙汁	橙汁 60g

注：1.成年人可根据自身特点及需要，对食谱中的各类食物做适当替换，即可以生成另一日食谱，一定要注意食物多样化。

2.食谱中的食物重量是建议摄取量，而不一定是菜谱中制作材料的配菜重量。

3.一天的用油量不要超过20g，用盐量不要超过3g（每5mL酱油含约1g盐）。

第五节　慢性脑血管疾病

一、什么是慢性脑血管疾病

脑血管疾病发生在脑部血管，是因血管狭窄或堵塞引起颅内血液循环障碍而造成脑组织损害的一组疾病。脑血管疾病分为急性和慢性两种。临床上以急性发病居多，多见于中、老年患者，表现为半身不遂、言语障碍等，俗称脑卒中或中风。急性脑血管疾病一般分为缺血性和出血性两类。慢性脑血管疾病如脑动脉硬化症等，起病常在 50 岁以后，病程较长。高血压、心脏病、糖尿病、饮酒、吸烟等是慢性脑血管疾病的肯定危险因素。

二、慢性脑血管疾病患者饮食原则

慢性脑血管疾病患者应针对基础病采取相应的饮食治疗。

1. 控制能量摄入

能量供给量不应超过需要量，超重者应适当减少能量供给量，逐渐达到理想体重。

2. 限制脂肪及胆固醇摄入

烹调用油以植物油为主，减少动物性脂类食物摄入，胆固醇限制在 300mg/d 以下。限制肥肉、猪油、鱼子、动物内脏等的摄入，可适当多选择鱼类、豆类及其制品等。若患者合并有高脂血症，胆固醇严格限制在 200mg/d 以下。

3. 控制钠盐摄入量

慢性脑血管疾病患者尤其是伴有高血压者，食盐摄入量应控制在 3g/d 以下。

4. 其他

大量饮酒或长期饮酒可增加出血性脑卒中的危险。避免高糖饮食。少量多餐，避免吃得过饱。

三、食物选择与食疗菜肴推荐

1. 食物选择

（1）宜用食物

① 多选用富含优质蛋白的食物，如鱼类、乳类及其制品、豆类及其制品等。

② 多吃新鲜蔬菜、水果，尤其是各种绿叶类蔬菜，如菠菜、青菜、空心菜、生菜、芹菜等。

（2）忌（少）用食物

① 忌吃肥肉、动物油、动物内脏、鱼子、蟹黄等。

② 忌（少）吃精糖、糖果、腌制食物、熏酱食物、油炸食物、酒、浓茶、浓咖啡、辛辣调味品等。

2. 食疗菜肴推荐

（1）**玉米黄瓜粥** 玉米粒 100g 焯水，黄瓜 100g 洗净切丁备用。砂锅中加入适量清水煮开，加入粳米 50g 和玉米粒，大火煮开，转小火慢煮约半小时。待米粥八分熟，加入黄瓜丁，煮至粥黏稠即可。

（2）**燕麦花生粥** 燕麦 50g、花生仁（生）15g、粳米 50g，一起放入砂锅中，加入适量清水煮至成粥即可。

（3）**杂粮粥** 紫米、黑米、花生、小米、玉米、糙米、白扁豆、赤小豆各 10g，一起放入砂锅中，加入适量清水煮开，煮至成粥即可。

（4）**菊花粥** 将 3～5 朵杭白菊花研磨成粉备用。将粳米 100g 放入砂锅中，加热煮沸至米软烂成粥，加入菊花末，稍煮片刻即可。

（5）**牡蛎粥** 新鲜牡蛎 50g、粳米 100g。将新鲜牡蛎用水先焯一下，捞出沥干水分。然后将牡蛎和粳米一起放入砂锅中同煮，大概 1 个小时，煮至米软烂即可。

（6）**桃仁决明茶** 桃仁 10g、决明子 10g。桃仁砸碎，与决明子一起放入砂锅中，加入适量清水，同煮片刻即可饮用。

（7）**大麦甘草饮** 大麦 60g、甘草 10g、百合 10g、红枣 8 枚。将食材一起放入砂锅中，加适量清水，同煮成汤即可。

（8）**黑芝麻核桃粥** 黑芝麻 50g、核桃肉 50g、粳米适量。将食材一起放入砂锅中，加入适量清水，同煮成粥即可。

（9）**酸枣仁黄花粥** 酸枣仁 25 粒、黄花菜 20 根。将酸枣仁、黄花菜泡发片刻放入砂锅中，加入粳米和适量清水，同煮成粥即可。

（10）**枸杞龙眼汤** 枸杞子 50g、龙眼肉 200g、白芷 25g。将食材一起放入砂锅中，加入适量清水，同煮成汤即可。

四、一日食谱举例

慢性脑血管疾病患者可根据自身情况，决定每天应该摄入多少能量。以下为每日约 1900kcal 能量的慢性脑血管疾病食谱。

食谱一 ▶▶▶

餐次	食物名称	食物种类及其重量
早餐	香菇青菜包	香菇 35g，青菜 85g，面粉 90g
	牛奶	牛奶 250mL
午餐	米饭	大米 100g
	洋葱炒蛋	洋葱 100g，鸡蛋 40g
	葱烩虾仁	鲜虾仁 60g，豆干 60g，大葱 70g
	餐后水果	西柚 200g
晚餐	米饭	大米 90g
	西芹百合	西芹 100g，百合 30g
	清炒绿豆芽	绿豆芽 80g
	豆腐鱼汤	鲫鱼 50g，嫩豆腐 100g

食谱二 ▶▶▶

餐次	食物名称	食物种类及其重量
早餐	萝卜包	萝卜 150g，面粉 90g
	卤鸡蛋	鸡蛋 50g
	豆浆	豆浆 300mL
午餐	米饭	大米 100g
	红烧鱼块	草鱼 120g
	青椒炒豆干	豆干 60g，青椒 130g，洋葱 50g
	餐后水果	葡萄 200g

餐次	食物名称	食物种类及其重量
晚餐	米饭	大米 90g
	砂锅牛肉	牛瘦肉 50g，白菜 100g
	清炒四季豆	四季豆 80g

注：1.成年人可根据自身特点及需要，对食谱中的各类食物做适当替换，即可以生成另一日食谱，一定要注意食物多样化。

2.食谱中的食物重量是建议摄取量，而不一定是菜谱中制作材料的配菜重量。

3.一天的用油量不要超过20g，用盐量不要超过4g（每5mL酱油含约1g盐）。

第三章

消化系统疾病与营养

　　消化系统的主要功能是对食物进行消化和吸收，食物在消化道经过一系列复杂的过程，转变成人体需要的营养物质，保证人体生命活动的需要。人体的消化系统包括消化道和消化腺两部分。

　　消化道由口腔、咽、食管、胃、十二指肠、空肠、回肠、盲肠、阑尾、结肠、直肠、肛管组成。消化腺包括唾液腺、肝、胰和消化管壁上无数的小腺体。消化腺的分泌物经导管等排入消化管中参与消化。肝脏是人体最大最重要的消化器官，是体内各种物质代谢的中心，是各种营养素主要代谢场所。肝脏分泌胆汁，储存在胆囊中，通过胆囊分泌进入消化道，可促进食物中脂肪的消化。胰腺由内、外分泌部组成，外分泌部由腺泡和腺管组成，分泌胰液，分泌的主要消化酶有胰蛋白酶、胰脂肪酶、胰淀粉酶等。内分泌部由大小不同的细胞团即胰岛组成，分泌胰岛素、胰高血糖素等，主要调节糖代谢。

　　饮食因素是消化系统疾病主要的致病因素，主要包括饮食习惯、饮食方式、食物的质与量等因素。饮食无规律，饥一顿、饱一顿，可使胃肠运动功能紊乱、消化液分泌失常。暴饮暴食以及摄入过辣、过烫的食物，可加重胃肠负担，产生胃扩张、消化不良等病症，严重时可诱发急性胰腺炎。长期不合理的饮食还可引起脂肪肝、胆囊炎、胆囊结石等。反之，肝脏、胆囊、胰腺等器官发生病变后，可影响体内各种营养素的代谢，造成新陈代谢紊乱。

第一节　胃食管反流病

一、什么是胃食管反流病

胃食管反流病是指胃内容物反流入食管，引起不适症状和（或）并发症的一种疾病，其典型症状为烧心、反酸、胸骨后疼痛。烧心等典型症状常在餐后特别是饱餐后出现。反流性食管炎是最常见的一种胃食管反流病，常见危险因素有饮酒，吸烟，饱餐，摄入过多脂类食物、糕点或巧克力等。此外，超重和肥胖也是胃食管反流病的危险因素，经常过量饮烈酒、浓茶、咖啡等食物，也易引起食物反流。

二、胃食管反流病患者饮食原则

胃食管反流病患者饮食治疗的目的是预防发炎的黏膜再受刺激，防止食物反流，减少胃酸的刺激。

1. 流质饮食

胃食管反流病急性期应采用去脂流质饮食，即清流质饮食。这样可减少食物对胃黏膜的摩擦刺激。餐次采取少食多餐，预防胃胀及胃酸分泌过多。然后视病情的恢复情况，逐渐过渡到一日三餐。

2. 低脂饮食

非急性期使用低脂饮食是反流性食管炎饮食治疗的关键。对于超重和肥胖的患者应实施减重饮食。

3. 养成良好的饮食习惯

餐后不宜喝过多菜汤和肉汤，晚餐不宜吃得过饱，睡前 3 小时不宜进食。烹调应以煮、炖、氽、烩、蒸为主。

三、食物选择与食疗菜肴推荐

1. 食物选择

（1）宜用食物　可适当选用富含优质蛋白质的食物如瘦肉、牛奶、鸡蛋清等。

（2）忌（少）用食物

① 少食用肥肉、奶油，少吃和不吃油炸食品。

② 忌容易引起胀气的食物，如大豆、洋葱、玉米、韭菜等。

③ 忌含有咖啡因及碳酸的饮料、刺激性食物及含酸较高的食物，如浓茶、可乐、巧克力、咖啡、胡椒、辣椒、鲜柠檬汁、鲜橘汁、番茄汁、碳酸饮料等。

④ 忌刺激性调料，如咖喱、胡椒粉、辣椒、芥末等。

⑤ 忌腌制食物及熏制食物，如腌菜、咸菜、泡菜、熏肉、熏肠等。

⑥ 忌饮酒。

2. 食疗菜肴推荐

（1）山药苹果牛奶　山药 100g 刨皮，切成块状；苹果 100g 削皮、去籽核后切片泡入盐水中（防止苹果发生氧化反应而"生锈"）备用。将山药块、苹果片放入果汁机内，加入牛奶 100g 榨成汁即可。

（2）苹果粥　苹果 100g 去皮去籽切丁，同西米 80g 一起放入砂锅中，加入适量清水同煮，熬成粥即可。

（3）小白菜鸡蛋面　小白菜 100g 洗净切段放入开水中，烫熟捞出备用。面条 120g 放入开水中煮熟，再将一个鸡蛋打入面汤中，不要搅拌，稍煮片刻，待鸡蛋成形后，放入小白菜，加少许食盐调味，最后撒上少许葱末即可。

（4）清炒山药木耳　山药 100g 去皮洗净，切成片，放入开水中焯水 30秒捞出晾凉；泡发木耳 80g 择洗干净，撕成小块，焯水 1 分钟捞出晾凉备用。炒锅置于火上，加入适量食用油，油热后下葱姜丝爆香，倒入山药和木耳翻炒，加入少许蚝油、食盐翻炒均匀即可。

（5）**山药排骨汤**　将山药 120g 去皮洗净，切成块状；排骨 150g 洗净剁碎后放入开水中汆去血水；生姜切成片备用。将食材一起放入煲锅内，加入适量清水，先用大火煮半小时，后转文火慢熬半小时，最后放入少许食盐即可。

（6）**胡萝卜粥**　胡萝卜 80g 洗净，切成颗粒状备用。粳米 100g 洗净与胡萝卜碎一起放入锅内，加适量清水，用大火煮沸后，转用小火煮至米烂成粥即可，最后放入少许食盐即可。

（7）**鸡橘粉粥**　鸡内金 10g、干橘皮 6g、砂仁 3g，一起研成粉末备用。粳米 100g 淘洗干净放入锅内，加入鸡内金、橘皮、砂仁粉末和适量清水，用大火烧沸后，转用小火煮至米软烂成粥即可。

（8）**萝卜饼**　少许生姜、葱白切末，猪肉 400g 剁成泥备用。将白萝卜 500g 洗净，切成细丝，用食用油煸炒至五成熟盛出装入盘中，加入生姜末、葱白末、猪肉泥、食盐，调成白萝卜肉馅。另取一个盆加入面粉和适量清水，合成面团。将面团分成若干面剂子，将面剂子擀成薄片，将白萝卜肉馅包入，制成夹心小饼。平底锅置于火上，放入少许食用油，将萝卜饼烙熟即可。

（9）**枸杞大枣鸡蛋汤**　枸杞子 30g、大枣 10 枚，鸡蛋 1 只煮熟后去壳备用。砂锅中加入适量清水，加入枸杞子和大枣共煮，至大枣八分熟，加入鸡蛋再煮 15 分钟即可。

四、一日食谱举例

常见流质包括普通流质、半流质和清流质。普通流质一般是指液态食物。半流质饮食形态呈现半流体，易消化，营养成分比普通流食稍微高点。常用的流质食物如下。① 谷类：稠米汤、面汤、藕粉、久熬粥类、淮山药米粉等。② 蛋类：蛋花、蒸嫩蛋羹。③ 豆类：豆浆、豆腐脑、过筛绿豆汤、过筛赤小豆汤等。④ 乳类：牛奶、羊奶、酸奶、奶酪、脱脂奶等。⑤ 肉类：过筛鸡汤、肉汤、肝泥汤、鱼汤等。⑥ 蔬菜、水果类：鲜菜汁、菜汤、鲜果汁。⑦ 匀浆饮食：多种食物煮熟后用食物料理机打成浆即匀浆饮食。⑧ 特殊医学用途配方食品：如高蛋白全营养粉、短肽全营养粉、乳清蛋白粉等，用开水冲泡成的液体食物。清流质饮食比普通流质饮食清淡，其中含有的固体物质少，如鲜榨果汁属于流质食物，把纤维和果肉过滤后就是清流质。

1. 每日约 300kcal 能量的清流质食谱（6 次饮食）

时间	食物名称	食物种类及其重量
7:00	过筛米汤 200mL	大米 20g
9:30	去油肉汤蒸蛋羹 200mL	清肉汤 180g，鸡蛋 20g
11:30	过筛红豆汤 200mL	红豆 30g
14:30	去油肉汤蒸蛋羹 200mL	清肉汤 180g，鸡蛋 20g
17:00	过筛青菜米汤 200mL	青菜 50g，大米 20g
19:00	稀藕粉 200mL	藕粉 20g

注：1.适用于腹部手术如结、直肠等手术前的肠道准备和食管、胃、结、直肠、妇科等手术后的饮食过渡，6 ～ 8 餐/天，200mL/次。

2.营养价值极低，一般使用 1∼2 天，久用需配合肠外营养或非纤维型肠内营养制剂。

3.饥饿时可少量多次饮用葡萄糖水。

4.一天用盐量不要超过 2g（每 5mL 酱油含约 1g 盐），不用食用油。

2. 每日约 650kcal 能量的普通流质食谱（6 次饮食）

时间	食物名称	食物种类及其重量
7:00	米汤 100mL	大米 20g
	蒸蛋羹 100mL	鸡蛋 30g
9:30	全营养粉 200mL	全营养粉 50g
12:00	甜豆浆冲蛋花汤 100mL	甜豆浆 75mL，鸡蛋 30g，白糖 5g
	稀面汤 100mL	面粉 30g
15:00	稀藕粉 200mL	藕粉 40g

续表

时间	食物名称	食物种类及其重量
17:30	过筛青菜瘦肉米汤 100mL	猪瘦肉 30g, 青菜 50g, 大米 20g
19:30	全营养粉 200mL	全营养粉 50g

注：1.流质营养价值低，只能短期使用，以不超过24天为宜，每天6～8餐；需长期应用者应配合全营养粉，全营养粉是指含有人体所需的维生素、钙等矿物质、膳食纤维、蛋白质以及脂肪酸等可以全面补充营养的食品。

2.凡腹部手术及肠炎、痢疾患者，不用牛奶、豆浆及过甜的食品。

3.饥饿时可少量多次饮用葡萄糖水。糖尿病患者少或不用糖，可用甜味剂。

4.一天用盐量不要超过2g（每5mL酱油含约1g盐），不用食用油。

3. 每日约 1000kcal 能量的普通软食食谱

餐次	食物名称	食物种类及其重量
早餐	南瓜粥	南瓜 30g, 大米 15g
	馒头	面粉 25g
	胡萝卜蒸蛋羹	胡萝卜 50g, 鸡蛋 50g
加餐	牛奶	牛奶 200mL
午餐	软米饭	大米 50g
	肉末冬瓜	冬瓜 150g, 猪瘦肉 30g
加餐	水果	火龙果 150g
晚餐	馄饨	猪瘦肉 25g, 大白菜 80g, 面粉 40g
加餐	豆浆	豆浆 200mL

注：1.成年人可根据自身特点及需要，对食谱中的各类食物做适当替换，即可以生成另一日食谱，一定要注意食物多样化。

2.食谱中的食物重量是建议摄取量，而不一定是菜谱中制作材料的配菜重量。

3.一天的用油量不要超过10g，用盐量不要超过3g（每5mL酱油含约1g盐）。

4. 每日约 1600kcal 能量的普通食谱

餐次	食物名称	食物种类及其重量
早餐	香菇瘦肉粥	香菇 30g，猪瘦肉 15g，大米 50g
	花卷	面粉 25g
加餐	香芹汁蒸蛋羹	香芹汁 50g，鸡蛋 50g
午餐	软米饭	大米 100g
	豆角烧茄子	豆角 100g，茄子 100g
	黄骨鱼烧豆腐	黄骨鱼 50g，嫩豆腐 60g
加餐	水果	菠萝蜜 150g
晚餐	番茄牛肉面	牛瘦肉 25g，番茄 80g，面条 80g
	洋葱炒豆干	洋葱 80g，豆腐干 30g
加餐	牛奶	牛奶 250mL

注：1. 成年人可根据自身特点及需要，对食谱中的各类食物做适当替换，即可以生成另一日食谱，一定要注意食物多样化。

2. 食谱中的食物重量是建议摄取量，而不一定是菜谱中制作材料的配菜重量。

3. 一天的用油量不要超过15g，用盐量不要超过3g（每5mL酱油含约1g盐）。

第二节　慢性胃炎

一、什么是慢性胃炎

胃炎可分为急性胃炎和慢性胃炎。急性胃炎主要是各种急性刺激，如过量饮食、过度饮酒或吸烟、过量服用非甾体抗炎药，以及变态反应（如对水生贝壳类食物过敏）等引起。慢性胃炎是指不同病因引起的慢性胃黏膜炎症。幽门螺杆菌感染是慢性活动性胃炎的主要病因。慢性胃炎分为浅表性胃炎、萎缩性胃炎和肥厚性胃炎3种。浅表性胃炎可与萎缩性胃炎同时存在，部分萎缩性胃炎可由浅表性胃炎迁延而成。浅表性胃炎可以完全治愈，但也可能转变为萎缩性胃炎。长期食用对胃黏膜有损伤的食物如粗粮、烫食、咸食、熏烤和油炸食物、浓茶及酗酒，进食时间无规律性，咀嚼不充分均能破坏胃黏膜屏障，易导致慢性胃炎。多数慢性胃炎患者无任何症状，有症状者主要表现为非特异性消化不良。

二、慢性胃炎患者饮食原则

营养治疗是治疗慢性胃炎的重要措施。通过调整膳食的成分、质地及餐次，减少对胃黏膜的刺激、促进胃损伤黏膜的修复，防止慢性胃炎发作。

1.慢性胃炎急性期的营养治疗

（1）**对症治疗**　通过致呕吐反应使胃排空，必要时还可冲洗结肠或服用轻泻药。为了保证胃休息及恢复，通常要禁食24～48h。

（2）**饮水补液**　因呕吐、腹泻失水量较多，宜少量多次饮水，每次100～150mL，宜饮糖盐水，补充水和钠，有利于毒素排泄；若发生失水、酸中毒，应静脉注射葡萄糖盐水及碳酸氢钠溶液。

（3）**流质饮食**　禁食期过后，按患者的具体情况补充流质。急性发作期最好用清流质，症状缓解后，逐渐增加牛奶、蒸蛋羹等。然后再用少渣清淡半流质饮食，继之用少渣软饭。若伴有肠炎、腹泻、腹胀，应尽量少用产气及含脂肪多的食物，如牛奶、豆奶、糖水等。

2.慢性胃炎缓解期的营养治疗

① 少量多餐，规律进食，忌饱食，减轻胃部负担，忌睡前进食。吃饭时要细嚼慢咽，使食物与消化液充分混合，每日可安排4～5餐。

② 避免食用引起腹部胀气和含纤维较多的食物，食物要做得细、碎、软、烂，食物的烹调方法多采用蒸、煮、烩、炖、汆、煨，忌油煎、油炸。

③ 饮食尽量清淡、少油腻。对贫血和营养不良的慢性胃炎患者，应在饮食中增加富含蛋白质和血红素铁的食物，以保证患者机体的营养状况和免疫力。

④ 慢性胃炎严重时，如有脱水现象，可喝些淡盐开水、菜汤、米汤、果汁、米粥等，以补充水、矿物质和维生素。

⑤ 保持胃酸正常分泌。无论是胃酸分泌过少型或是胃酸分泌过多型，患者都需要通过调整饮食来尽量保持胃酸正常分泌。胃酸多者，宜进食适量的牛奶、肉泥、菜泥、面条、馄饨、面包等食物。胃酸分泌不足如萎缩性胃炎者，可给浓肉汤、浓鱼汤及适量的糖醋食物，以刺激胃酸的分泌，帮助消化，增进食欲。

⑥ 多食保护性食物。富含维生素 C 和硒的食物可降低慢性胃炎甚至胃癌发生的危险性；叶酸具有预防胃癌作用，可能与改善慢性萎缩性胃炎有关；茶多酚、大蒜素亦具有一定的预防慢性胃炎甚至胃癌作用。

⑦ 少食辛辣刺激性食物，禁忌饮酒。

三、食物选择与食疗菜肴推荐

1.食物选择

（1）宜用食物

① 富含优质蛋白的食物，如奶类、蛋类、瘦肉、禽肉、鱼肉等动物性食物。

② 富含维生素和矿物质的食物，如新鲜蔬菜及水果，可以刺激胃液分泌。

③ 酸奶对胃黏膜可起保护作用，使已受伤的胃黏膜得到修复，有利于胃炎的治疗和恢复，特别适合萎缩性胃炎患者。

（2）忌（少）用食物

① 忌油腻、脂肪过高的食物，如肥肉、奶油、油煎食品。

② 忌刺激性食物，如浓茶、浓咖啡、可可、咖喱、胡椒粉、芥末、辣椒等。

③ 忌粗纤维食物，如粗粮、韭菜、芹菜、大豆等。

④ 忌过冷、过热、坚硬不消化、易产气的食物，如油炸花生米、炒青豆等。

⑤ 胃酸过多者忌甜食，少吃酸性及易产酸食物如浓肉汤、鸡汤以及其他过于鲜浓的食品。可将肉类煮熟去汤后再烹调。

2. 食疗菜肴推荐

（1）**健脾八宝粥**　将芡实、山药、茯苓、莲肉、薏苡仁、白扁豆、党参、白术各 10g 放入炖锅中，加适量清水炖煮至各食材熟透，去渣留汁备用。将大米 100g 清洗干净，加入过滤好的汁水煮熟即可。

（2）**红枣香菇汤**　水发香菇 50g 去杂质，洗净切片；红枣 100g 洗净备用。用有盖炖盅一只，加入香菇、红枣、食盐、料酒、姜片、生油和适量清水，放笼内大火炖 1 小时左右，出笼起盅即可。

（3）**桂花茯苓粥**　桂花 2g、茯苓 2g 放入锅内，加适量清水，用大火烧沸后，转用小火煮 20 分钟，滤渣留汁。粳米 60g 与汤汁一起放入砂锅内，加适量清水，用大火烧沸后，转用小火煮至米软烂成粥即可。

（4）**鲜藕粥**　鲜藕 100g 洗净，切成薄片；粳米 100g 洗净备用。将粳米、藕片放入锅内，加适量清水，用大火烧沸后，转用小火煮至米软烂成粥。

（5）**枸杞藕粉汤**　枸杞子 25g、藕粉 50g 备用。先将藕粉加适量水小火煮沸后，再加入枸杞子，煮沸后，可食用。每日 2 次，每次 100～150g。

（6）**橘皮粥**　将鲜橘皮 10g 洗净切碎，与粳米 100g 共同熬煮成粥即可。

（7）**红枣益脾糕**　生姜粉 1g、红枣 30g、鸡内金 10g、面粉 500g、白糖 50g、酵母适量备用。生姜粉、红枣、鸡内金放入锅内，加水用大火烧沸后，转用小火煮 20 分钟，去渣留汁。面粉、白糖、酵母一起放入盆内，加入制备好的汤汁，揉成面团。待面团发酵后，做成糕坯。将糕坯上笼用大火蒸 15～20 分钟即可。

（8）**山楂核桃茶**　核桃仁 150g、山楂 50g 备用。核桃仁用水浸泡 30 分钟，洗净后，再加少许清水，研磨成浆，越细越好，装入盆内，再加适量清水稀释调匀备用；山楂用水冲洗干净拍破放入锅内，加适量清水，用中火煎熬成汁，去渣留汁。将山楂汁倒入锅内，加少许白糖搅匀，待溶化后，再将核桃仁浆缓缓倒入锅内，边倒边搅匀，煮沸即可。

（9）**羊肉萝卜汤**　羊肉 150g 洗净切块，萝卜 300g 洗净切块，香菜 100g 洗净切段备用。将羊肉、少许生姜放入锅内，加适量清水，用大火烧沸后，转用小火煮 1 小时，再放萝卜块煮熟，最后放入少许食盐调味，撒上香菜即可。

（10）**胡椒猪肚**　猪肚 1 个去除多余的油脂，清洗干净备用。将适量胡椒粉放入洗净的猪肚内，并在猪肚内装入少量水，然后用线扎紧，放砂锅内小火炖至软烂，加入少许食盐调味后，取出切片装盘即可。

（11）**鲫鱼糯米粥**　鲫鱼 2 条，糯米 50g 洗净备用。将鲫鱼去除内脏后与糯米一起放入砂锅内，加少许生姜末，适量清水同煮粥，最后加入少许食盐即可。

（12）**木瓜粥**　将木瓜 300g 去皮切丁，同粳米 100g 一起放入砂锅内，加少许生姜末及适量清水共同熬煮成粥即可。

四、一日食谱举例

少渣半流质食物：稀饭、面片汤、杏仁茶、清汤、淡茶水、藕粉、薄面汤、去皮红枣汤等。以下为每日约 800kcal 能量的少渣半流质食谱。

餐次	食物名称	食物种类及其重量
早餐	牛奶	牛奶 200mL
	鸡蛋羹	鸡蛋 50g
加餐	水果	水蜜桃 100g
午餐	薄面蛋花汤	面粉 50g，青菜碎 70g，鸡蛋 50g
加餐	藕粉	藕粉 50g

续表

餐次	食物名称	食物种类及其重量
晚餐	木瓜粥	木瓜 100g，大米 50g
加餐	咸豆花	豆花 150g

注：1.成年人可根据自身特点及需要，对食谱中的各类食物做适当替换，即可以生成另一日食谱，一定要注意食物多样化。

2.食谱中的食物重量是建议摄取量，而不一定是菜谱中制作材料的配菜重量。

3.一天的用油量不要超过2g，用盐量不要超过2g（每5mL酱油含约1g盐）。

第三节　消化性溃疡

一、什么是消化性溃疡

消化性溃疡是指胃肠与胃液接触部位的慢性溃疡，是消化系统常见的慢性病之一。消化性溃疡的形成和发展与幽门螺杆菌感染、胃酸分泌过多、胃黏膜保护作用减弱等因素有关。因溃疡部位主要在胃和十二指肠，所以又被称为胃溃疡和十二指肠溃疡。发病率较高，可见于任何年龄，但以 20～50 岁为多见，男性多于女性。

消化性溃疡有上腹部疼痛，疼痛具规律性、周期性、季节性和长期性。胃溃疡是"进食后疼痛，饥饿时缓解"；十二指肠溃疡是"饥饿时疼痛，进食后缓解"。

二、消化性溃疡患者饮食原则

消化性溃疡属于典型的心身疾病范畴，乐观的情绪、规律的生活、避免过度紧张与劳累，在本病的发作期或缓解期均很重要。当溃疡活动期，症状较重时，应卧床休息几天乃至 1～2 周。消化性溃疡患者饮食原则主要为减轻机械和化学性刺激，缓解和减轻疼痛，改善营养状况，促进溃疡面愈合，避免并发症，减少复发诱因。

1.培养良好的饮食习惯

少量多餐、定时定量，细嚼慢咽，避免过饥过饱，每天5～7餐，每餐量不宜多。定时定量对维持胃液分泌和正常生理功能有重要作用。忌过硬、过油、过烫、过冷的食物，以防刺激溃疡面。并且，注意保持愉悦的进餐情绪。

2.避免机械性和化学性刺激的食物

以减少对溃疡面的机械性刺激。不宜食用含粗纤维多的蔬菜，如芹菜、韭菜、竹笋等。不宜食用产气多的食物，如萝卜、炒豆子、花生等。忌用强刺激胃酸分泌的食品和调味品，如芥末、花椒、小米椒等。不宜食用刺激性食物如咖啡、浓茶、烈酒等。烹调方法宜选用蒸、煮、氽、烩、焖等方法，不宜采用爆炒、油炸、凉拌、烟熏、腌制等方法。

3.供给充足的营养物质

消化性溃疡患者的膳食可按病情轻重不同进行调配。

（1）**消化性溃疡急性期膳食**　采用流质饮食，适用于消化性溃疡急性发作时，或出血刚停止后的患者。宜选用易消化而无刺激性的食品，并注意甜咸相间，以蛋白质和碳水化合物为主。可选用牛奶、豆浆、米汤、水蒸蛋、蛋花汤、藕粉、杏仁茶、豆腐脑等。通常牛奶及豆浆可加5%的蔗糖，以防胃酸分泌增加及腹胀。

（2）**消化性溃疡缓解期膳食**　采用少渣半流质饮食和半流质饮食。少渣半流质饮食适用于无消化道出血，疼痛较轻，自觉症状缓解，食欲尚可者。仍应选择极细软、易消化的食物，如鸡蛋粥、肉泥烂面片等，每天6～7餐。加餐可用牛奶、蛋花汤等。注意适当增加营养，以促进溃疡愈合。半流质饮食适用于病情稳定，自觉症状明显减轻或基本消失者。可食粥、面条、面片、小馄饨、小笼包、清蒸鱼、软烧鱼、氽肉丸等。避免过饱、防止腹胀，仍禁食含粗纤维多的蔬菜、避免过甜过咸等。

（3）消化性溃疡恢复期膳食 采用每日 5 餐（亦可称为胃病 5 次饭），除了主餐外，加餐 2 次，适用于消化性溃疡病情稳定、进入恢复期的患者。主食可不加限制，仍禁食冷的、粗纤维多的、油炸的和不易消化的食物。之后逐步恢复一日三餐的饮食习惯。

（4）消化性溃疡有并发症时的膳食

① 大量出血：若患者不伴恶心、呕吐和休克，均可给予少量冷流质饮食。冷流质以全营养粉或牛奶为主，亦可用豆浆、米汤和稀薄藕粉代替。每日进食 6～7 次，每次 100～150mL，出血停止后可转为流质饮食。

② 幽门梗阻：胃潴留量少于 250mL 时，只可进食清流质，如少量过筛米汤、藕粉等，凡有渣及牛奶等易产气的流质均不可食用。清流质每次 30～60mL，待梗阻缓解后，逐渐增加到 150mL。梗阻严重者应禁食。

③ 穿孔：急性或慢性穿孔的消化性溃疡患者，均需禁食。

三、食物选择与食疗菜肴推荐

1. 食物选择

（1）宜用食物

① 选择牛奶、蛋类、禽类、鱼类、瘦肉、豆浆等含优质蛋白质的食物。

② 多选择富含维生素 A 和维生素 C 的水果和蔬菜，蔬菜尽量做成汤菜或菜泥食用。

③ 有润肠作用的食物，如蜂蜜、香蕉、果汁、菜汁、凉粉等，可适当选用。

（2）忌（少）用食物

① 忌食用含粗纤维多的蔬菜，如芹菜、韭菜、竹笋、大葱等。

② 忌食用产气多的食物，如萝卜、炒豆子、花生、生葱、生蒜等。

③ 忌用强刺激胃酸分泌的食品和调味品，如芥末、花椒、小米椒、咖喱等。

④ 忌吃煎炸、烟熏、腌制、凉拌食物，如咸鱼、腊肉、香肠、火腿、腌

菜与熏制品等。

⑤ 忌酒。

2. 食疗菜肴推荐

（1）**羊奶蜂蜜饮** 羊奶 250mL、蜂蜜 20g。将羊奶放入奶锅内，烧沸后加入少许蜂蜜，再继续烧沸即成。

（2）**蜂蜜陈皮茶** 陈皮 10g 用纯净水冲洗一下，然后切成丝备用。将陈皮放入茶壶内，然后倒入开水，盖上盖子闷 10 分钟，也可以煮沸 5 分钟。待陈皮茶稍凉后，加入适量枣花蜂蜜调匀即可。

（3）**南瓜二米粥** 把小米 50g 和大米 50g 一起洗净，加入适量清水烧开。南瓜 80g 去皮洗净切成薄片，放进锅里一起熬，把南瓜熬烂。南瓜要熟的时候放少许冰糖，搅拌均匀即可。如果有果蔬搅拌机，可以将南瓜打成糊倒进二米粥里搅拌均匀熬煮。

（4）**猴头菇鸡汤** 猴头菇 20g 用温水泡发，洗干净撕成小块。整鸡 600g 清洗干净，去除内脏，放到锅里焯水，加少许姜片和一些料酒去腥，焯水完毕捞出来冲洗干净切块备用。把鸡块、猴头菇和姜片一起放进砂锅里，加足清水，炖 3～4 小时。最后加入枸杞子稍煮片刻，加少许食盐调味即可。

（5）**柚皮粥** 鲜柚皮 1 个，粳米 60g，葱适量备用。柚皮放炭火上烧去棕黄色的表层并刮净后放适量清水冲泡 1 天，切块加水煮开后放入粳米煮粥，加入少许葱末、食盐、香油调味后即可。

（6）**无花果小米排骨羹** 小米 60g、干无花果 30g 清洗干净。排骨 100g 切块，清洗干净，放到锅里焯水，加少许姜片和一些料酒去腥，去浮沫和血水。将排骨倒入砂锅中，加入无花果，大火煲约 3 小时。在排骨和无花果煲出浓汤后，加入小米继续煲 30 分钟，食用前加少许食盐调味即可。

（7）**栗子红薯排骨汤** 排骨 150g 切块，清洗干净，放到锅里焯水，加少许姜片和一些料酒去腥，捞起备用。栗子 100g（直接买去壳去皮的栗子最好）去壳去皮，红薯 100g 去皮，切大块，红枣 6 颗洗净拍扁去核备用。将排骨、栗子、红枣和姜片放入砂锅中用大火煮约 20 分钟，转小火煲 1 个小时，放入红薯块，再煲 20 分钟，最后放少许食盐调味即可。

（8）**橘根猪肚**　金橘根 30g、猪肚 1 个。将金橘根和猪肚洗净切碎，加水 4 碗，煲成 1 碗半，最后加少许食盐调味即可。

（9）**黑枣玫瑰汤**　黑枣 12 颗、玫瑰适量。黑枣去核，装入玫瑰花，放碗中，隔水煮烂即可。

（10）**藕粉鸽蛋羹**　将 10 个左右鸽蛋煮熟，去壳备用。锅里放入适量清水煮开，放入少许白糖或桂花糖。待糖溶化，倒入装有藕粉的碗内，边倒边搅拌均匀，再放入鸽蛋即可。

（11）**牛肉仙人掌**　将 30～60g 新鲜仙人掌洗净切碎，牛肉约 60g 切片备用。炒锅置于火上，加入少许食用油，油六成热加入仙人掌与牛肉同炒至熟，加入少许食盐调味即可。

（12）**砂仁肚条**　猪肚 1 个洗净，入沸水氽透捞出，刮出内膜备用。汤锅内加适量葱、姜、花椒和适量清水，放入猪肚，煮沸后转小火煮至猪肚热，撇去血水浮沫，捞出猪肚晾凉切片。原汤 500mL 烧沸后，放肚片、砂仁末 10g 及胡椒粉适量，煮沸后用湿淀粉勾芡，装盘即可。

四、一日食谱举例

胃溃疡急性期，根据患者具体情况选用流质饮食、少渣半流质饮食、软食食谱，可参照胃食管反流病及慢性胃炎中的食谱。恢复期食谱可选用胃病 5 次饭。以下为每日约 1800kcal 能量的胃溃疡恢复期食谱（胃病 5 次饭）。

食谱一 ▶▶▶

餐次	食物名称	食物种类及其重量
早餐	蔬菜包	面粉 40g，青菜 60g，香菇 30g
	鲜牛奶	鲜牛奶 250mL
加餐	牛肉碎西红柿鸡蛋面	牛瘦肉 30g，西红柿 100g，鸡蛋 50g，挂面 40g

续表

餐次	食物名称	食物种类及其重量
午餐	米饭	大米 80g
	清蒸鲈鱼	鲈鱼 60g
	油菜豆皮	油菜 100g，豆腐皮 50g
加餐	水果汁	鲜橘汁 200g
	豆沙包	红豆 30g，面粉 30g
晚餐	米饭	大米 80g
	胡萝卜炒肉	胡萝卜 80g，猪瘦肉 20g
	清炒花椰菜	花椰菜 120g

食谱二 ▶▶▶

餐次	食物名称	食物种类及其重量
早餐	白粥	大米 25g
	花卷	面粉 30g
	蒸蛋羹	鸡蛋 40g
	酱豆干	豆干 25g
加餐	鲜牛奶	鲜牛奶 250mL
	饼干	面粉 30g
午餐	米饭	大米 80g
	胡萝卜熘鱼片	鲤鱼 80g，胡萝卜 50g
	番茄娃娃菜	番茄 100g，娃娃菜 100g
加餐	水果汁	西瓜汁 200g
	蛋糕	鸡蛋 15g，面粉 30g

续表

餐次	食物名称	食物种类及其重量
晚餐	米饭	大米 80g
	肉末土豆泥	土豆 100g，猪瘦肉 30g
	韭黄炒豆干	韭黄 100g，豆腐干 30g

注：1.成年人可根据自身特点及需要，对食谱中的各类食物做适当替换，即可以生成另一日食谱，一定要注意食物多样化。

2.食谱中的食物重量是建议摄取量，而不一定是菜谱中制作材料的配菜重量。

3.一天的用油量不要超过20g，用盐量不要超过5g（每5mL酱油含约1g盐）。

第四节　腹泻

一、什么是腹泻

腹泻是消化系统较为常见的病症之一。其主要症状为摄入的食物未经完全消化吸收即被排出体外，排便次数增加，每天均在2次以上，粪便稀薄或含有脓血、黏液。腹泻分为急性腹泻和慢性腹泻2种。急性腹泻常由急性肠道疾病、急性中毒和全身性疾病所致，一般是由病毒（如轮状病毒、腺病毒）、化学毒物、饮食不当、气候突变或结肠过敏等原因所引起。急性腹泻起病急，病程在2个月以内。慢性腹泻常由胃源性、肠源性、器质性和功能性疾病以及全身性疾病等所致，如慢性炎症性肠病、肠结核、乳糖酶缺乏及慢性胰腺炎等。

二、腹泻患者饮食原则

预防并纠正水及电解质平衡失调；供给充足营养，改善营养状况。避免机械性及化学性刺激，使肠道得到适当休息，有利于病情早日恢复。

1. 急性腹泻营养治疗

① 腹泻严重时需禁食，必要时可由静脉输液来补充人体所需的营养。

② 发病初期宜供给清淡流质，如蛋白粉水、果汁、过筛米汤、薄面汤、藕粉等，以咸味为主。早期禁牛奶、蔗糖等易产气的流质。

③ 症状缓解后改为低脂流质或低脂少渣、细软易消化的半流质。

④ 腹泻基本停止后，可供给低脂少渣半流质和软饭，少量多餐，以利于消化，如面条、粥、馒头、软米饭、瘦肉泥等。仍应适当限制含食物纤维多的蔬菜和水果等，以后逐渐过渡到普食。

⑤ 补充维生素。注意补充 B 族维生素和维生素 C，如鲜橘汁、果汁、番茄汁、菜汁等。

⑥ 限制刺激性食物，禁酒，忌肥肉、坚硬及含食物纤维多的蔬菜、生冷瓜果、油脂糕点等。恢复期患者应逐步摄入含膳食纤维的食物。

2. 慢性腹泻营养治疗

① 低脂少渣饮食。每天脂肪 40g 左右，烹调方法以蒸、煮、氽、烩等为主，禁用油煎、炸等方法。注意食物应少渣。当腹泻次数多时，最好暂时不吃或少吃蔬菜和水果，可给予鲜果汁等补充维生素。

② 高蛋白、高能量饮食。慢性腹泻病程长，易造成体内贮存的能量消耗，为改善营养状况，应给予高蛋白、高能量饮食，并采用逐渐加量的方法，以免加重胃肠负担。可供给蛋白质 100g/d 左右，能量 2500~3000kcal/d。

③ 忌（少）食含膳食纤维多的蔬菜、高脂肪食物和不易消化的食物等。

④ 平衡水的摄入量。患者水的需要量需综合考虑排出粪便中液体的量，并结合症状的轻重程度合理补水。

⑤ 患者应禁酒，且不宜摄入含咖啡因的食物如浓茶、咖啡等。烹调以煮、烩、蒸、氽为主，不用油炸或刺激性调味品。

三、食物选择与食疗菜肴推荐

1. 食物选择

（1）**宜用食物** 宜用精米、精面粉、鸡蛋、猪瘦肉、牛肉、猪肚、鱼虾等。吃新鲜卫生的食物。

（2）**忌（少）用食物**

① 忌（少）食高脂肪食物、坚果类及高纤维的蔬菜水果，如肥肉、花生、核桃、芹菜等。

② 忌用刺激性调味品，如辣椒、芥末、咖喱等。

③ 忌（少）食腌制类食物，如火腿、香肠、腌肉、腌菜等。

2. 食疗菜肴推荐

急性腹泻患者应禁食，清淡流质以蛋白粉水、果汁、过筛米汤、薄面汤、藕粉等为主。慢性腹泻患者食疗菜肴推荐可参照胃食管反流病、慢性胃炎、消化性溃疡患者的食疗菜肴推荐。苹果含有鞣酸及果酸成分，有收敛止泻作用，慢性肠炎患者可经常食用。现将几款有止泻作用的药粥介绍如下。

（1）**大蒜粥** 取大蒜30g，去皮，切碎末，同粳米100g放入锅中，加适量清水熬煮成粥即可。

（2）**马齿苋粥** 鲜马齿苋90g（或干马齿苋30g），加粳米100g同煮成粥。

（3）**山药莲子粳米粥** 山药30g、莲子20g、粳米100g，同煮成粥。

（4）**黄芪薏苡仁粥** 大米100g、黄芪30g、薏苡仁30g。将黄芪洗净切片，大米、薏苡仁淘洗干净。将大米、黄芪、薏苡仁放入炖锅内，加适量清水，置于大火上煮沸，再用小火煮40分钟即可。

四、一日食谱举例

流质饮食、少渣半流质饮食、软食食谱，可参照胃食管反流病及慢性胃炎中的食谱。恢复期食谱可参照消化性溃疡中的食谱。

第五节　便秘

一、什么是便秘

便秘是消化系统常见病症之一，是指排便次数减少、粪便量减少、粪便干结、排便费力。便秘多因粪便在肠内停留时间过长，所含水分被吸收，粪便干硬，不能顺利排出，正常排便频率紊乱。通常食物通过胃肠消化、吸收，所剩余残渣在 24~48h 后排出，若排便间隔超过 48h，可疑为便秘。如果本身的排便频率为每 48h 一次，则不为便秘。便秘可分为无张力性便秘、痉挛性便秘和梗阻性便秘 3 种，以无张力性便秘最为常见。随着饮食结构的改变和精神心理、社会因素的影响，我国便秘患病率逐渐上升，女性患病率明显高于男性。

长期的便秘，会因体内产生的有害物质不能及时排出，被吸收入血而引起腹胀、食欲减退、口内有异味（口臭）、易怒等自体中毒症状；除会使身体发胖、皮肤老化外，还会引起贫血、肛裂、痔疮、直肠溃疡，增加直肠癌的发病率。便秘本身并不会产生致命的危险，但是如果患者年龄较大，患有心脑血管疾病，那便秘可能是一个致命的危险因素：便秘患者排便时必须用力，这样血压就会升高，机体的耗氧量增加，很容易诱发脑出血、心绞痛和心肌梗死而危及生命。因此，保持大便通畅是十分必要的。

（1）**无张力性便秘**　亦称无力性便秘，因大肠肌肉失去原有敏感性或紧张力，致使粪便的蠕动缓慢，使粪便蓄积。此型最为常见，多见于老年体弱、多次妊娠、营养不良、肥胖以及运动过少者，此外，还见于无定时排便习惯者，以及食物质地过细、纤维素过少及饮食中缺乏碳水化合物、脂肪、水分、B 族维生素和经常使用泻药或灌肠药等情况。

（2）**痉挛性便秘**　因肠道神经末梢刺激过度，使肠壁肌肉过度紧张或痉挛收缩。常见的原因有患胃肠道疾病或某种神经失调，使用泻药过量、过久，食用过于粗糙的食物，食用化学刺激物过多等。

（3）梗阻性便秘 因机械性或麻痹性肠梗阻或因肿瘤压迫肠道而引起肠道不完全或完全梗阻。如粪便过度壅塞于直肠、乙状结肠，可出现左下腹胀和压痛，并有欲便不畅感。由于粪便坚硬疮，可引起痔疮，便秘时间过长，可出现纳差、口苦、恶心、乏力、精神不振、贫血和营养不良等症。

二、便秘患者饮食原则

饮食营养治疗应根据不同的便秘类型，给予适当的饮食。养成定时排便的习惯，避免经常服用泻药和灌肠药，适当增加体力活动。

1.无张力性便秘营养治疗

① 多供给富含粗纤维的食物，如燕麦、青菜、芹菜、韭菜等。粗纤维食物可刺激肠道，促进胃肠蠕动，增加排便能力。

② 多饮水可使肠道保持足够的水分，有利于粪便排出。晨起肠道空虚时饮水效果最好，一杯温开水或加少许蜂蜜同饮，长期坚持均可起到良好的效果。

③ 供给 B 族维生素，尤其是维生素 B_1，维生素 B_1 不足可影响神经传导而减慢肠蠕动。食物可选择粗粮、豆类及其制品等。

④ 多食易产气食物，促进肠蠕动加快，有利于排便，如洋葱、萝卜、蒜苗等。

⑤ 适当增加高脂肪饮食能直接润肠，且分解的产物脂肪酸有刺激肠蠕动作用，如花生、芝麻、核桃等，每天脂肪总量可达 100g。

⑥ 供给润肠通便食物，如洋粉（琼脂）及其制品、蜂蜜、香蕉、银耳等。洋粉在肠道吸收水分，使粪便软滑，有利于排泄。

⑦ 禁烈性酒、浓茶、咖啡及辛辣食物等。

2.痉挛性便秘营养治疗

（1）无粗纤维低渣饮食 先食用低渣半流质饮食，禁食蔬菜及水果，后改为低渣软食。

（2）**适当增加脂肪**　脂肪润肠，可增加肠蠕动，有利于排便，但不宜过多。

（3）**多饮水**　保持肠道粪便中水分，以利于通便，如早晨饮用蜂蜜水等。

（4）**适当进食洋粉食品**　洋粉在肠道吸收水分，使粪便软滑，有利于排泄。

（5）**禁食辛辣食物**。

3. 梗阻性便秘营养治疗

若为器质性病变引起的，如直肠癌、结肠癌等，应首先治疗疾病，去除病因。若为不完全性梗阻，可考虑给予清流质。饮食仅限于提供部分能量，并最低限度控制食物残渣，以胃肠外营养作为供给能量的主要方式。

三、食物选择与食疗菜肴推荐

1. 食物选择

（1）宜用食物

① 主食宜适当增加粗粮的摄入量，如红薯、荞麦、小米等。

② 宜多食产气食物，如土豆、洋葱、萝卜、蒜苗等，以促进肠蠕动。

③ 宜多食含粗纤维多的蔬菜和水果，如菠菜、芹菜、萝卜、豆角、香蕉等。

④ 宜多食银耳、蜂蜜、洋芋粉、芝麻、花生等食物，可以起到润肠通便的作用。

⑤ 清晨宜空腹饮温盐水、淡盐汤、菜汁、豆浆、果汁等，也可适量饮用红茶。

（2）忌（少）用食物

① 忌饮用烈性酒、浓茶、咖啡等。

② 忌（少）食辣椒、芥末和咖喱等刺激性调味品。

③ 合并消化不良者，忌（少）食油腻食物。

④ 痉挛性便秘者禁食含粗纤维多的蔬菜和水果。

2. 食疗菜肴推荐

（1）**冰糖炖香蕉**　取香蕉 2 只去皮放入盘中，加冰糖适量，隔水蒸透即可食用。

（2）**芝麻核桃蜜**　将黑芝麻 100g、核桃肉 100g 先用小火炒黄（切忌炒焦），晾凉后一同研碎放于器皿内。加入 200g 蜂蜜调成糊状即可。每日服用 2～3 次，每次服用 2 匙。

（3）**党参黄芪炖鸡汤**　母鸡 1 只、党参 50g、黄芪 50g、红枣 8 颗。将红枣洗净、去核，党参、黄芪用清水洗净、切段备用。将整鸡下入锅中，加适量清水煮沸，焯去血水。将鸡放入炖锅内，加适量清水，放入党参、黄芪、红枣、料酒、食盐、姜片，放入笼内蒸至鸡肉熟烂入味即可。

（4）**香蜜茶**　在 65g 蜂蜜中加入 35g 香油，然后加水冲调而成。

（5）**葱味牛奶**　将少许葱汁、60g 蜂蜜兑入 250mL 鲜牛奶中，煮开后，再用小火温 10 余分钟即可。

（6）**花生拌菠菜**　花生 50g 用温油炸香炸透；菠菜 300g 洗净放开水锅内烫熟，再放入冷水中冷却一下，捞出沥水。熟菠菜切段，加入少许食盐、白糖、食醋、芝麻油拌匀装盘，撒上花生即可。

（7）**彩椒炒玉米**　玉米粒 200g 待用；红、绿柿子椒各一个去蒂去籽洗净，切成小丁备用。炒锅置于火上，放入花生油，烧至七成热时，下玉米粒，翻炒片刻，再放入柿子椒丁翻炒后加白糖、食盐调味后，加少许水淀粉勾芡，盛入盘内即可。

（8）**微波炉烤红薯**　将红薯 500g 洗净，如果是比较大个的要切成两半，以便烤透。将红薯放置在烤盘内，喜欢水分多的可以加保鲜膜，喜欢干爽口味的可直接放进微波炉，用中火烤制 15 分钟左右熟透即可。烤制 10 分钟时，把红薯拿出来，用筷子扎几个洞，可使红薯烤得更熟透。

（9）**玉米蚕豆羹**　甜玉米粒 100g 蒸熟；菠萝 100g 去外表皮，切成与玉米粒大小一般的颗粒；鲜蚕豆 50g 剖去外皮；枸杞子 20g 用水泡发。炒锅里放入少许油烧热，加入一碗骨头汤煮沸，再放入玉米粒、枸杞子、菠萝、蚕豆同煮 10 分钟，入味后放盐，勾芡出锅即可。

（10）**核桃粥**　核桃 10 个捣碎、粳米 100g 洗净。将核桃肉和粳米放入锅内，加清水适量，用大火烧沸后，转用小火煮至米烂成粥即可。

（11）**桑葚芝麻糕**　桑葚 30g、黑芝麻 60g、麻子仁 10g、糯米粉 500g、白糖 30g、粳米粉 500g。黑芝麻放入锅内，用小火炒香备用；桑葚、麻子仁洗净后，放入锅内，加适量清水，用大火烧沸后，转用小火煮 20 分钟，去渣留汁待冷却。将糯米粉、粳米粉、白糖放入碗内，加入冷却后的汤汁和成面团，搓成长条并切成方糕，在每块糕上撒上少许黑芝麻，上笼蒸 15～20 分钟即可。此糕适合老年便秘者食用，可早、晚餐各服用 1 块。

（12）**桂花核桃糕**　明胶 15g，核桃仁 250g，桂花糖、蜂蜜少许，牛奶 1000mL。核桃仁加水磨成浆。锅内放入清水 250mL、明胶 15g，用中火烧至融化，加桂花糖和蜂蜜拌匀，再加入核桃仁浆拌匀，最后将牛奶放入锅中搅匀，转用小火煮沸后，出锅倒入容器内。核桃仁糖浆晾凉后，放入冰箱内，待核桃仁糖浆冻结后取出，用刀划成小块即可。

（13）**芝麻粥**　粳米 80g，黑芝麻、蜂蜜少许。锅烧热，放入芝麻，用中火炒熟，待有香味时取出备用。粳米洗净放入锅内，加清水适量，用大火烧沸后，转用小火煮至八成熟时，放芝麻、蜂蜜，拌匀，继续煮至米烂成粥即可。

（14）**红薯粥**　红薯 100g、小米 60g。红薯洗净去皮，切成丁；小米淘净备用。小米、红薯放入锅内，加清水适量，用大火烧沸后，转用小火煮至米烂成粥即可。

四、一日食谱举例

便秘患者可根据自身情况，决定每天应该摄入多少能量。以下为每日约 1700kcal 能量的便秘患者食谱。

餐次	食物名称	食物种类及其重量
早餐	牛奶燕麦粥	牛奶 250mL、燕麦片 50g
	玉米面发糕	玉米面 50g
	凉拌茼蒿	茼蒿 50g，花生 15g
午餐	米饭	大米 90g
	洋葱炒牛肉丝	洋葱 120g，牛瘦肉 35g，豆腐干 40g
	萝卜烧肉	萝卜 100g，猪瘦肉 25g
	餐后水果	苹果 200g
晚餐	荞麦馒头	荞麦面 50g，面粉 40g
	芹菜炒牛肉	芹菜 100g，牛瘦肉 35g
	西红柿蛋花汤	西红柿 120g，鸡蛋 40g

注：1.成年人可根据自身特点及需要，对食谱中的各类食物做适当替换，即可以生成另一日食谱，一定要注意食物多样化。

2.食谱中的食物重量是建议摄取量，而不一定是菜谱中制作材料的配菜重量。

3.一天的用油量不要超过20g，用盐量不要超过5g（每5mL酱油含约1g盐）。

第六节　脂肪肝

一、什么是脂肪肝

脂肪肝是一种常见的临床病症，指由各种原因引起的肝细胞内脂肪蓄积过多，脂肪含量超过肝重的 10%，严重者脂肪含量甚至最高可达 40%～50%。当肝内总脂肪量超过 30% 时，B 超可检查出来，可确诊为"脂肪肝"。正常人的肝内总脂肪量，约占肝重的 5%，内含磷脂、甘油三酯、脂酸、胆固醇及胆固醇脂。脂肪肝属可逆性疾病，早期诊断并及时治疗常可恢复正常。在我国，由高脂血症、肥胖、肝炎和糖尿病引起的脂肪肝比较多见。近年来，随着人民生活水平的提高，因酗酒而患脂肪肝的人群有增多的趋势。此外，营养失调、药物中毒、妊娠也可能引发脂肪肝。因此根据脂肪肝发病原因，脂肪肝分为肥胖性脂肪肝、酒精性脂肪肝、营养失调性脂肪肝、药物性脂肪肝、妊娠急性脂肪肝、糖尿病性脂肪肝等多种类型。脂肪肝一般无特殊症状，有时可出现食欲减退、恶心、呕吐、腹胀及右上腹压迫感或胀满感等症状，这些症状可能与肝脂肪浸润导致肝细胞损害及肝肿大有关。

二、脂肪肝患者饮食原则

脂肪肝的治疗首先是去除病因，积极治疗控制原发病，如酒精性脂肪肝患者应戒酒，严重的肥胖症患者减轻体重有助于治疗肥胖性脂肪肝。在治疗脂肪肝原发病的基础上，还应注意合理饮食，以促进脂肪酸的氧化，加速肝内脂肪的排出。

1. 控制总能量

为避免剩余的能量转化为脂肪，应适当控制总能量摄入。过多脂肪和碳水化合物的摄入不利于患者脂肪肝的控制，患者应限制米面等主食的摄入量，可适当选用粗粮，如高粱、小米、玉米等。忌（少）吃高胆固醇类食品，如鱼子、肥肉、动物内脏等。烹调用油宜用植物油，忌用动物油。患者还应限制纯糖食物、果酱、蜂蜜、果汁、糕点等甜食。患者通过降低体重，促使肝脏脂肪含量降低，功能恢复。

2. 高蛋白饮食

适当增加蛋白质的摄入量，有利于肝细胞的修复与再生，纠正低蛋白血症。患者可选用脱脂牛奶、豆制品（如豆腐、豆腐干）、牛瘦肉、鸡肉、兔肉、淡水鱼、虾等。

3. 高膳食纤维

食物中的纤维有助于减少肠道对脂类的吸收。患者宜多选用蔬菜、水果和菌藻类食物，以保证足够数量的膳食纤维摄入。

4. 充足的维生素

为了保护肝细胞，患者应该多食富含维生素的食物，如西红柿、苦瓜、辣椒、柑橘、苹果、草莓等。

5. 戒酒

对于酒精性脂肪肝，戒酒是最有效的治疗方法。

6. 其他

患者要少吃刺激性食物。烹调方式忌用油炸、烧烤，多用蒸、煮、炖、汆、熬、拌等烹调法。

三、食物选择与食疗菜肴推荐

1. 食物选择

（1）宜用食物　多选用牛瘦肉、鸡肉、兔肉、虾、脱脂牛奶、豆制品、鱼类、菌菇类、新鲜蔬菜和水果等。

（2）忌（少）用食物

① 忌（少）用动物油、肥肉和油炸食品。

② 忌（少）用富含高胆固醇的食物，如动物内脏、鱼子、蟹黄等。

③ 忌（少）用高能量食物，如糖果、蛋糕、糕点、冰激凌、巧克力等。

④ 忌酒。

2. 食疗菜肴推荐

（1）酸辣莴笋　莴笋500g去皮、洗净、切丝，用食盐拌匀入味，滗去盐水。用辣椒油、香油、香醋调成酸辣味汁，与莴笋丝拌匀装盘即可。

（2）葱油萝卜丝　少许香葱切末；萝卜500g切细丝，萝卜丝里加一些食盐，腌一下，然后挤掉多余水分，尽量挤得干一些。炒锅置于火上，倒入适量植物油，然后下入少许葱末和虾皮，煸出香味来即可，倒进萝卜丝，加少许食盐和白糖调味即可。

（3）**凉拌橘皮海带丝** 把干海带 50g 放水里浸泡一天，再放入热水中浸泡 15 分钟，捞出沥干水分，切成细丝；将青菜梗 50g 洗净切丝；干橘皮 20g 用热水浸软洗净，切成细丝；香菜 30g 切成小段。把海带丝、青菜梗丝和橘皮丝放入大碗内，加香油、酱油、食醋、白糖、香菜段，拌匀即可。

（4）**豆腐苦瓜汤** 苦瓜 300g 洗净切片备用。取一汤锅，以鸡汤（排骨汤也行）为底料，煮开。随即把豆腐 100g，少许枸杞子和虾米下入锅中煮开，再放入苦瓜煮熟，最后加少许食盐调味即可出锅。

（5）**菠菜汤** 将菠菜 200g 清洗干净，放入开水中余烫至软后捞出，拧去水分，选择叶尖部分仔细切碎，倒入准备好的适量高汤，最后加入水淀粉勾芡，搅成黏稠状即可。

（6）**冬瓜虾仁汤** 将冬瓜 300g 洗净，削皮切成小块；鸡肉 50g 切丁；虾仁 80g 洗净切三段；少许生姜切片，香葱切成段。将冬瓜、鸡丁、虾仁、料酒、姜片同放炖锅内，加足量清水，大火烧沸，改用文火炖煮 45 分钟，加香油、食盐、胡椒粉、葱段调味即可。

（7）**西芹百合** 西芹 200g 洗净，切成菱形块；百合 50g 除去瓣尖和瓣尾的色斑点，洗净后用清水浸泡，捞出备用。将西芹放入沸水锅中稍焯一下（颜色变翠绿即可），然后捞入凉水盆中备用。炒锅置于火上，放入少许植物油烧热，葱花炝锅。然后倒入西芹和百合，炒匀后，用淀粉勾薄薄的一点儿芡，加入少许食盐调味即可。

（8）**绿豆芽炒韭菜** 将绿豆芽 150g 洗净，沥去水分；韭菜 150g 洗净，切成 3 厘米长的段；少许生姜切丝备用。炒锅置于火上，加入适量植物油烧热，放入姜丝炝锅；放入绿豆芽，烹入料酒，用旺火快速翻炒；再放入韭菜段，撒入食盐炒匀；烹入香醋，用湿豌豆淀粉勾芡即可。

（9）**兔肉煨山药** 兔肉 500g 洗净切块，与淮山药 200g 放入锅中，加入适量清水，煮沸后改用小火煨至兔肉烂熟，最后放入少许食盐调味即可。

（10）**荷叶山楂丹参茶** 荷叶、山楂、丹参各 10g，代茶饮。

（11）**红花山楂橘皮茶** 红花 10g、山楂 50g、橘皮 10g，用水煎取汁，代茶饮。

四、一日食谱举例

脂肪肝患者可根据自身具体情况，决定每天应该摄入多少能量。以下为每日约 1500kcal 能量的脂肪肝患者食谱。

食谱一 ▶▶▶

餐次	食物名称	食物种类及其重量
早餐	凉拌黄瓜	黄瓜 100g
	二米粥	大米 35g，小米 25g
	卤鸡蛋	鸡蛋 50g
	无糖酸奶	无糖酸奶 200g
午餐	米饭	大米 80g
	清蒸鲈鱼	鲈鱼 60g
	芹菜炒豆干	芹菜 150g，豆腐干 50g，青椒 30g
	餐后水果	杨桃 200g
晚餐	米饭	大米 70g
	酿苦瓜	苦瓜 100g，猪瘦肉 30g，香菇 50g
	凉拌豆芽	豆芽 100g

食谱二 ▶▶▶

餐次	食物名称	食物种类及其重量
早餐	紫菜蛋汤	水发紫菜 50g，鸡蛋 50g
	窝窝头	面粉 35g，玉米面 25g
	低脂牛奶	低脂牛奶 250mL

续表

餐次	食物名称	食物种类及其重量
午餐	米饭	大米 80g
	炒三丝	青椒 100g，洋葱 90g，酱干 65g
	兔肉煨山药	兔肉 60g，山药 10g
	餐后水果	草莓 200g
晚餐	二米饭	大米 40g，小米 35g
	金针菇炒鸡丝	金针菇 100g，鸡肉 30g
	清炒紫甘蓝	紫甘蓝 120g

注：1.成年人可根据自身特点及需要，对食谱中的各类食物做适当替换，即可以生成另一日食谱，一定要注意食物多样化。

2.食谱中的食物重量是建议摄取量，而不一定是菜谱中制作材料的配菜重量。

3.一天的用油量不要超过15g，用盐量不要超过5g（每5mL酱油含约1g盐）。

第七节　慢性肝炎

一、什么是慢性肝炎

慢性肝炎是由多种原因如乙肝病毒感染、丙肝病毒感染、长期酗酒、服用肝毒性药物等引起，以肝细胞炎症和肝细胞坏死为主的全身性疾病，且病程持续 6 个月以上。慢性肝炎主要病理变化为慢性肝细胞变性坏死，最后导致肝组织硬化。慢性肝炎的早期症状轻微且缺乏特异性，甚至多年没有任何症状。最常见的早期症状就是易疲劳和胃部不适，容易被忽略。临床上有部分隐匿性肝硬化患者，在出现肝硬化之前，没有感觉到明显不适，也没有进行常规的体检，在不知不觉中逐步发展成为肝硬化。

二、慢性肝炎患者饮食原则

慢性肝炎首先应针对病因进行积极的治疗。长期大量饮酒引起的肝脏损伤，应戒酒。肝炎病毒引起的慢性肝炎在进行抗病毒治疗的同时，患者应多休息，合理营养、劳逸结合，保持心情平和，并定期体检。毒物引起的肝脏损伤，应尽早避免与毒物的接触，并进行排毒治疗。

1. 适量能量

能量供给需与患者体重、病情及活动情况相适应，防止能量过剩和能量不足，尽可能维持患者理想体重。对于超重或肥胖症患者，能量摄入不宜过多，以免加重肝脏负担。

2. 充足的优质蛋白质

充足的蛋白质尤其是优质蛋白质可维持氮平衡，提高肝内酶的活性，减轻肝内炎症细胞浸润，增加肝糖原合成和储备，有利于肝组织修复，改善肝功能。重症肝炎时应根据肝功能及时调整蛋白质供给量。

3. 适宜的碳水化合物

碳水化合物可维持血糖平衡，对肝细胞有保护作用，也有利于蛋白质的利用和组织的修复。但是，要避免摄入过多碳水化合物引起脂肪肝。

4. 充足维生素和矿物质

患者可多食用新鲜蔬菜水果，以增加维生素和矿物质的摄入量。

5. 其他

慢性肝炎患者饮食宜清淡少油。烹调方法宜用凉拌、余、蒸、煮等；不宜选用油煎、油炸、熏烤、腌制等。采用少量多餐的进餐方式，每日可进餐4~5餐，切忌暴饮暴食。忌酒，保证睡眠时间。

三、食物选择与食疗菜肴推荐

1.食物选择

（1）宜用食物

① 多选用富含优质蛋白的食物，如奶类及其制品、畜禽瘦肉、鱼虾类、豆类及其制品等。

② 宜选用蔬菜水果类、菌藻类等。

（2）忌（少）用食物

① 忌（少）用富含脂肪与胆固醇的食品，包括动物内脏、动物油脂、人造奶油、肥肉、蟹黄、蛋黄等。

② 忌（少）用辛辣刺激性食物，如辣椒、胡椒、芥末、咖喱粉等。

③ 忌（少）用油炸食物，如油条、油饼、炸薯条、油酥点心等。

④ 忌（少）用火腿、香肠、腌肉、腊肠等。

2.食疗菜肴推荐

（1）茭白金针菇 茭白200g去壳，切细丝，入沸水中汆烫，捞出沥干水分；金针菇30g洗净，入沸水中汆烫，捞出沥干水分；辣椒30g去籽，切细丝；水发木耳30g、生姜切细丝，香菜切段备用。炒锅置于火上，加入适量植物油，烧热，爆香姜丝、辣椒丝，放入茭白、金针菇、木耳炒匀，加食盐、白糖、香醋、香油调味，放入香菜段即可。

（2）黄豆芽蘑菇汤 黄豆芽200g择去根部，洗净后加适量清水煮5分钟捞出备用；鲜蘑菇150g去蒂，洗净切成片。炖锅置于火上，放少许植物油，将蘑菇片放入炖锅内稍炒，下少许食盐调味，再放入黄豆芽和适量清水，继续煮3分钟即可。

（3）猴头菇鸡汤 将整鸡600g清洗干净，放入锅中焯水后备用；猴头菇30g用温水泡发，去掉根部，再用清水洗净，切成厚片。将整鸡放入锅中，放入猴头菇、姜片、料酒、黄芪和适量清水，大火煮沸后改用小火炖2小时至香气溢出来即可。

（4）**青柠菊花茶** 青柠 2 个榨汁备用。取适量干菊花泡发，然后加水以大火煮沸，改小火稍煮片刻即可。待茶冷后，隔渣取茶，加入青柠汁拌匀即成。饮用前也可加少许蜂蜜调味。

（5）**番茄鱼** 黑鱼 500g 去骨并片成鱼片，鱼片洗净用料酒和少许食盐腌制；番茄焯水后去皮切成块备用。炒锅置于火上，加入适量植物油，至油六成热时，放姜片爆香，再爆炒番茄至出沙，加适量清水，少许料酒、葱段和白糖，大火煮开，转小火煮 20 分钟，然后放入鱼片，用筷子划散至变白，撒少许香菜和食盐调味即可。

（6）**冬菇冬瓜粥** 将冬菇 50g 洗净，去掉蒂，切成条；冬瓜 150g 去皮切成片备用。将大米 100g 放入锅中，加入适量清水，待沸后加入冬瓜、冬菇煮稠即可。

（7）**黑木耳粥** 将黑木耳（干）10g、黄豆 20g、红枣 30g 分别洗净，加水泡发，然后一同置于砂锅内，加清水适量，小火炖至熟烂，加食盐调味即可。

（8）**菊花煮鹌鹑蛋** 鹌鹑蛋 400g 煮熟后去壳备用。将菊花洗净后，放入砂锅内，加入适量清水，再放入鹌鹑蛋煮片刻即可。

（9）**芡实赤小豆猪肉汤** 将芡实 20g、赤小豆 30g 与猪瘦肉 50g 一起放入砂锅中，加适量清水同煮至肉软烂即可，不加盐或只加少许食盐调味。

（10）**佛手粥** 将鲜佛手 100g 去皮后切碎，与粳米 100g 一同入锅煮成粥即可。

四、一日食谱举例

下面食谱列举了两种每日约 1800kcal 能量的慢性肝炎患者食谱，可按照个人的饮食习惯选择参照。

食谱一 ▶▶▶

餐次	食物名称	食物种类及其重量
早餐	黑参粥（稠）	黑参 80g，大米 70g
	凉拌腐竹	水发腐竹 50g
	鸡蛋羹	鸡蛋 50g
	低脂牛奶	低脂牛奶 250mL
午餐	米饭	大米 100g
	冬瓜排骨汤	冬瓜 150g，猪排骨 50g
	芹菜杏鲍菇羹	芹菜 80g，杏鲍菇 50g
	红烧白鱼	白鱼 50g
	餐后水果	葡萄 200g
晚餐	米饭	大米 90g
	醋熘包菜	包菜 120g
	豌豆玉米胡萝卜炒肉丁	豌豆 30g，玉米 40g，胡萝卜 30g，鸡胸脯肉 30g

食谱二 ▶▶▶

餐次	食物名称	食物种类及其重量
早餐	红豆粥	红豆 20g，大米 30g
	凉拌香菜	香菜 50g
	萝卜包	萝卜 100g，面粉 50g
	无糖酸奶	无糖酸奶 250mL

餐次	食物名称	食物种类及其重量
午餐	米饭	大米 100g
	鱼香肉丝	水发木耳 50g，猪瘦肉 40g，胡萝卜 50g
	清炒莴苣	莴苣 100g
	紫菜豆腐汤	水发紫菜 20g，嫩豆腐 100g
	餐后水果	李子 200g
晚餐	酸汤面	面条 90g
	葱烧海参	大葱 120g，海参 80g
	香菇鸡丝	香菇 50g，鸡胸脯肉 30g

注：1.成年人可根据自身特点及需要，对食谱中的各类食物做适当替换，即可以生成另一日食谱，一定要注意食物多样化。

2.食谱中的食物重量是建议摄取量，而不一定是菜谱中制作材料的配菜重量。

3.一天的用油量不要超过20g，用盐量不要超过5g（每5mL酱油含约1g盐）。

第八节　肝硬化

一、什么是肝硬化

肝硬化是一种常见的慢性进行性肝脏疾病，是由一种或多种原因所致的慢性进行性的弥漫性肝纤维化。根据肝硬化的原因可以把肝硬化分为 5 种类型，分别是酒精性肝硬化、肝炎后肝硬化、胆汁性肝硬化、化学毒素或药物性肝硬化、营养缺乏性肝硬化。在我国大多数患者为肝炎后肝硬化，少部分为酒精性肝硬化，男性多于女性。早期大部分患者可无明显症状或症状较轻，部分患者可有食欲减退、乏力、恶心、呕吐、消化不良、右上腹隐痛和腹泻等症状，其中较为突出的症状是乏力和食欲缺乏。随着病情发展，患者肝功能减退，出现胃底静脉曲张、轻度或中度黄疸和门静脉高压。75%以上患者晚期可出现腹水，并有出血倾向和凝血障碍。

二、肝硬化患者饮食原则

目前，治疗肝硬化尚无特效药物，肝硬化的治疗以综合治疗为主。由于病情的轻重不同，所处的病程阶段不同，在营养治疗过程中应根据患者肝功能受损的程度制订合理的营养供给标准，以减轻机体的代谢负担。肝硬化患者采用高能量、高蛋白、高维生素饮食。

1. 肝功能损害较轻、无并发症者

（1）**充足的能量** 充足的能量可减少机体对蛋白质的消耗，减轻肝脏负担，有利于组织蛋白的合成、肝细胞的修复和再生。肝硬化患者每日食物能量以2500～2800kcal较为适宜，或按每日每千克体重需能量35～40kcal计算。

（2）**充足的蛋白质** 较高的蛋白饮食对保护肝细胞、修复已损坏的肝细胞有重要意义，具体用量依患者的营养状态以及机体对膳食蛋白质的耐受性而定。一般每日蛋白质供给量不应低于60～70g，其中优质蛋白质宜占总蛋白的40%以上。当血浆蛋白过低而引起腹水和水肿时，蛋白质量可增加。患者一般情况下每日需要供给蛋白质100～120g。当患者血浆蛋白减少时，则需大量补充蛋白质，按照体重每日可供给1.5～2g/kg，有腹水或使用糖皮质激素治疗患者每日蛋白质的摄入可增至2～3g/kg。但患者肝功能严重受损或出现肝昏迷先兆症状时，则不应给予高蛋白饮食，而要严格限制食物蛋白质摄入量，以减轻肝脏负担和减少血中氨的浓度。

（3）**充足的维生素** 维生素直接参与肝脏的生化代谢过程，能起到保护肝细胞、增强机体抵抗力及促进肝细胞再生的作用。肝硬化患者常伴随维生素的缺乏，在营养治疗过程中应多选用富含维生素的食物。患者也可在医生的指导下服用维生素制剂。

（4）**脂肪不宜过多**　肝硬化患者的肝脏胆汁合成及分泌均减少，使脂肪的消化和吸收受到严重影响。进食过多脂肪后，脂肪会在肝脏内堆积，而且会降低肝脏合成肝糖原的能力，使肝功能进一步减退。因此，患者在烹调菜肴时，禁用动物油，只能使用少量植物油。

（5）**碳水化合物供应要充足**　充足的碳水化合物摄入可保证肝脏合成并贮存肝糖原，防止毒素对肝细胞的损害。但是一定要适量，过多摄入碳水化合物，不仅影响食欲，而且容易造成体内脂肪的堆积，引起脂肪肝，患者体重也会日渐增加，进一步加重肝脏的负担，导致肝功能逐渐降低。

（6）**适宜的矿物质**　肝硬化时往往伴有不同程度的电解质代谢紊乱，应根据患者的具体情况，注意钠、钾、锌、镁等矿物质的补充。

（7）**其他**　饮食规律，宜少量多餐，除正常的一日三餐外，可增加2～3次加餐。在烹调加工时注意食物的感官性状并采用氽、烩、炖等易于消化的烹调方法。

2.肝功能严重受损者

（1）**充足的能量**　摄入足够的能量有助于改善患者的营养状态，起到节约蛋白质的作用并能减少体内氨的产生。

（2）**适当限制蛋白质的摄入**　肝衰竭时，肝脏不能及时清除体内蛋白质分解产生的氨，导致血氨升高，引发肝性脑病。为减轻患者的中毒症状，应限制蛋白质的摄入，且应避免食用含芳香族氨基酸丰富的食物（如鸡肉、猪肉、牛肉、羊肉等），增加含支链氨基酸丰富的食物（如牛奶、黄豆、红枣等）。

（3）**限制脂肪的摄入**　过多摄入脂肪后，易在肝脏内堆积，引起脂肪肝，进一步降低肝脏合成肝糖原的能力，使肝功能进一步减退。胆汁淤积性肝硬化，应采用低脂、低胆固醇膳食。

（4）**充足的碳水化合物**　肝功能严重受损者，机体能量的主要来源为碳水化合物，宜占总能量的70%左右。如患者食欲差，可以多选用葡萄糖、白糖、蜂蜜、蜂乳、果汁或水果等容易消化吸收的单糖、双糖食物。蜂蜜具有健胃、助消化、提高肝糖原含量和血红蛋白水平、增加肝脏解毒能力等保护肝脏和强健机体的功效，肝硬化患者可以经常食用。必要时选用一些肝病专用型肠内营养制剂。

（5）**充足的维生素** 充足的维生素可起到保护肝细胞的作用。可适当补充一些维生素制剂。肝硬化晚期患者多会产生腹水，腹水中维生素 C 的浓度与血液中含量相等，故在腹水时应补充大量的维生素 C。

（6）**适宜的矿物质** 肝硬化患者易缺乏锌和镁，锌缺乏会使患者食欲不佳，镁缺乏会使患者精神衰弱、厌食，故患者在日常饮食中应摄取含锌和镁丰富的食物，如牡蛎、海产品、猪瘦肉、牛肉、羊肉、鱼类、核桃仁、绿叶蔬菜、豌豆和乳制品等。

（7）**食盐和水摄入要适量** 有轻度腹水或水肿患者应采用低盐饮食，每日食盐的摄入量以 1.0～1.5g 为宜，最多不超过 2.0g。饮水量应限制在 2000mL 以内。对于严重的腹水患者或水肿患者应采用无盐饮食，每日食盐的摄入量应严格控制在 500mg 以下，水的摄入量在 1000mL 以内。

（8）**其他** 肝硬化患者的消化功能一般都有所下降，食欲不佳，应注意食物的搭配和多样化，选择一些患者喜爱的食物，注意食物的色、香、味、形，以增加患者的食欲。患者应定时定量进餐，少量多餐，宜采用一日五餐制。肝硬化患者的消化能力降低，食管静脉常常曲张，容易破裂，所以平时宜进软食、流质、半流质饮食，而不宜食用干硬、粗糙等易划伤食管和难以消化的食物。

三、食物选择与食疗菜肴推荐

1.食物选择

（1）**宜用食物**

① 宜用富含优质蛋白质且易消化的食物，如奶类及其制品、蛋类、豆制品类、鱼虾类、畜禽瘦肉类等。

② 宜用富含不饱和脂肪酸的植物油。

③ 可适量选用葡萄糖、蔗糖、蜂蜜等易于消化的单糖类、双糖类。

④ 宜用高维生素、低纤维的食物，如冬瓜、丝瓜、生菜、白菜、茄子、菜花、西红柿等。

⑤ 宜用锌含量较多的食物如牡蛎、猪瘦肉、牛肉、鱼、虾、蛋类等。发生低钾血症时应多选用含钾丰富的食物，如橘子、香蕉、猕猴桃、香菇等。

（2）忌（少）用食物

① 不宜饮用酒及含乙醇饮料，因为乙醇在体内主要是通过肝脏进行代谢而排出体外，饮酒进一步加重肝脏负担，加重肝硬化的程度。

② 辛辣有刺激性的食物和调味品以及油炸食品不适合患者食用。

③ 患者不宜食用含有大量粗纤维的食物如芹菜、韭菜、笋等蔬菜，以及容易产气的食物，如豆类和薯类等。

④ 忌用粗硬食物（如冰糖葫芦、花生米等）、煎烤食物、油炸食物、带碎骨的禽鱼类，以免诱发胃底静脉曲张破裂。

⑤ 忌（少）用含钠较高的食品，如海产品、火腿、松花蛋、肉松等。

2. 食疗菜肴推荐

（1）大蒜海参粥　海参 2 条用水泡发（此过程可能需要 5～7 天），洗净切片；少许蒜瓣去皮切片备用。锅内放入大米 100g、泡发好的海参和少许蒜片，用文火煮 45 分钟，放入适量食盐即可。

（2）佛手瓜炒肉　佛手瓜 150g 去皮去核切丝，拌上盐腌制片刻后挤去水分；猪里脊肉 100g 切丝，加少许生抽、食盐、胡椒粉、蛋清腌制约 20 分钟备用。炒锅置于火上，放入少许植物油，油热后，放入肉丝划散，加上蒜末，炒到快熟，放佛手瓜丝翻炒几下，加少许白糖、食盐即可。

（3）小米百合粥　将干百合 30g 洗净泡发切碎，同小米 100g 煮成粥即可。

（4）砂仁鸭子汤　将鲜鸭 600g 洗净切碎成块，同砂仁 10g 一起放入锅中，加水煮至鸭肉软烂即可。

（5）赤小豆冬瓜鲤鱼汤　将鲜鲤鱼一尾去鳞去内脏，同赤小豆 30g 一起煮到半熟时，加入冬瓜 150g，再煮至肉烂汤白即可。

（6）**枸杞子红枣炖鸡蛋**　将少许枸杞子、红枣 10 枚洗净后加适量清水，小火炖 1 小时后打入 2 个鸡蛋，再煮片刻即可。

（7）**山药龙眼炖甲鱼**　将甲鱼 500g 去除内脏及头爪，连甲带肉加适量清水，与山药 100g、龙眼肉 30g 清炖至烂熟即可。

（8）**红枣金橘汤**　将金橘和红枣各 10 颗同煮，加适量冰糖调味即可。

四、一日食谱举例

肝硬化患者可根据自身具体情况，决定每天应该摄入多少能量。以下为每日约 1700kcal 能量的肝硬化患者食谱。

食谱一 ▶▶▶

餐次	食物名称	食物种类及其重量
早餐	香菇青菜包	香菇 30g，青菜 70g，面粉 70g
	绿豆汤	绿豆 35g
	鸡蛋羹	鸡蛋 50g
加餐	低脂牛奶	低脂牛奶 250mL
	水果	芒果 100g
午餐	米饭	大米 90g
	爆炒牛肉丝	牛肉 30g，红辣椒 50g，酱干 55g
	豆角炒肉	豆角 120g，猪瘦肉 20g
加餐	水果	草莓 100g
	玉米糊	玉米面 30g
晚餐	米饭	大米 70g
	虾仁烧冬瓜	冬瓜 120g，虾仁 30g
	清蒸带鱼	带鱼 50g
	丝瓜烧毛豆	丝瓜 80g，毛豆 30g

食谱二 ▶▶▶

餐次	食物名称	食物种类及其重量
早餐	青菜豆腐汤	青菜80g，嫩豆腐100g
	豆沙包	红豆沙70g，面粉50g
	水煮鸡蛋	鸡蛋50g
加餐	无糖酸牛奶	无糖酸牛奶220mL
	水果	香蕉50g
午餐	米饭	大米90g
	青椒牛柳	青椒100g，牛瘦肉50g
	虾仁西蓝花	虾仁50g，西蓝花100g
加餐	水果	樱桃100g
	藕粉糊	藕粉35g
晚餐	米饭	大米70g
	苦瓜蛏子汤	苦瓜80g，蛏子30g
	红烧鸡块	鸡块50g
	香菇青菜	香菇30g，青菜120g

注：1.成年人可根据自身特点及需要，对食谱中的各类食物做适当替换，即可以生成另一日食谱，一定要注意食物多样化。

2.食谱中的食物重量是建议摄取量，而不一定是菜谱中制作材料的配菜重量。

3.一天的用油量不要超过15g，用盐量不要超过4g（每5mL酱油含约1g盐）。

第九节　胆囊炎与胆石症

一、什么是胆囊炎与胆石症

胆囊炎可分为急性和慢性两种，是由于胆道结石、胆道蛔虫等使胆管阻塞和细菌感染而引起胆囊的炎症性疾病。胆石症是指胆道系统,包括胆囊及胆管在内的任何部位发生结石的一种疾病。胆囊炎和胆石症是胆管最常见疾病,两种疾病常常同时存在,互为因果。胆囊炎临床多见,尤以肥胖、多产、40 岁左右的女性发病率较高。慢性胆囊炎是急性胆囊炎反复发作的结果,约70% 的慢性胆囊炎患者并发胆囊结石。

胆囊炎的症状常不典型,可表现为经常右上腹部和肩背部隐痛、腹胀、厌油脂食物、嗳气和反酸等症状,当患者吃了油腻的食物或者吃得过饱时就有可能引起急性发作。胆石症的临床表现在很大程度上取决于胆石的大小、部位、是否并发感染及造成阻塞的程度等。胆囊内结石一般不产生绞痛,常有右上腹饱闷感,伴嗳气、恶心、大便不调等消化不良症状,当进食油腻食物后更加明显。胆管中有结石引起平滑肌痉挛或梗阻时,常有胆绞痛发生,多在饱餐或高脂餐后数小时内发作。开始右上腹持续钝痛,以后阵发性加剧,难以忍受,疼痛常放射至右肩胛或右背部,伴恶心呕吐、面色苍白、大汗淋漓、弯腰打滚,发作后还可有发热、黄疸等症状出现。

二、胆囊炎与胆石症患者饮食原则

胆囊炎与胆石症除用药物和外科手术治疗外,营养治疗有一定的辅助作用。通过控制脂肪的摄入量,减轻或解除患者的疼痛和预防结石的发生。急性发作期的重症患者应禁食,应进行静脉营养。慢性胆囊炎多伴有胆石症,应经常采用低脂肪、低胆固醇饮食。

1. 进食安排

急性发作期的重症患者应禁食,可静脉补给各种营养素;当能进食时,应禁食脂肪和刺激性食物,短期可食用含高碳水化合物的清流质饮食。病情逐渐缓解后,可给予患者低脂半流质或低脂少渣软饭,如米汤、藕粉、豆浆等食物,每日应少食多餐,应限制含脂肪多的食物摄入。

2. 适宜能量供给

患者在缓解期应保证食物能量正常供给。如果患者体重过重，应给予低能量饮食，使患者体重减轻。低能量饮食中含脂肪量也要少，以适合对胆囊病患者限制脂肪的要求。对于消瘦者则应适量增加能量供应，以利于康复。

3. 提高饮食中蛋白质比例

慢性胆囊炎患者应尽可能保证每日蛋白质供给量为 1～1.2g/kg，这有利于增进食欲，促进胆囊收缩、胆囊排空。患者应选择富含优质蛋白质的食物，如豆制品、瘦肉、鱼虾、鸡蛋等食物。

4. 限制含胆固醇高的食物摄入

在病情缓解后可进食含脂肪的食物，但每日应控制在 40g 以下。患者应严格控制含胆固醇高的食物摄入，以减轻胆固醇代谢障碍，防止结石形成。患者每天胆固醇的摄入量应低于 300mg，重度高胆固醇血症患者应控制在 200mg 以内。

5. 以碳水化合物食物为主

患者每天碳水化合物摄入 300～350g，以达到补充能量、增加肝糖原、保护肝细胞的作用。适当限制纯糖食物，如蔗糖、葡萄糖。

6. 适宜维生素和矿物质

特别要注意补充维生素 A、B 族维生素和维生素 C。因为维生素可防止胆结石形成，有利于胆管疾病患者恢复。同时患者还应选择富含钙、铁、钾等矿物质的食物。

7. 充足膳食纤维

膳食纤维能增加胆盐排泄，抑制胆固醇吸收，降低血脂，减少形成胆石的机会。患者可选择富含膳食纤维的食物，如绿叶蔬菜、水果、粗粮、香菇、木耳等食物。

8. 多喝水

水可以稀释胆汁,促使胆汁排出,有利于胆道疾病的恢复。患者每天饮水量以 1000~1500mL 为宜。

9. 其他

患者应少量多餐,定时、定量进餐。烹调时宜采用蒸、煮、氽、烩、炖等,禁用油煎、油炸、爆炒、滑熘等烹调方式。患者应禁止食用刺激性食物和调味品,如辣椒、咖喱、芥末、酒、咖啡等。患者还应禁止食用油炸和易产气食物,如洋葱、蒜苗、萝卜、黄豆等食物。

三、食物选择与食疗菜肴推荐

1. 食物选择

(1) 宜用食物

① 选择脂肪含量低的蛋白质食物如脱脂奶、酸奶、蛋清、海鱼等。

② 可适量给予鱼虾类、猪瘦肉、豆制品、兔肉、鸡肉及少油的豆制品。

③ 选用新鲜果蔬类、菌藻类,如番茄、嫩芽心、土豆、菜花、胡萝卜、菠菜、冬瓜、茄子、紫菜、木耳、香菇、香蕉、山楂、芒果等。

④ 可选用富含植物纤维食物如粗粮、糙米等。

(2) 忌(少)用食物

① 忌(少)用高脂肪食物,如肥肉、动物油、油煎和油炸食品;忌用高胆固醇食物,如动物内脏、鱼子、蟹黄等。

② 忌用过酸食品,如杨梅、酸枣等,以免诱发胆绞痛。

③ 忌用刺激性食品和调味品,如辣椒、咖喱粉、胡椒、芥末和浓咖啡等。

④ 忌用产气食物,如生葱、生蒜、生萝卜、炒黄豆等。

⑤ 忌酒及浓茶。

2. 食疗菜肴推荐

(1) 鸡骨草红枣汤 鸡骨草 60g,红枣 10 枚。将鸡骨草、红枣洗净后加水 1000mL，水煎 30 分钟后去渣，代茶饮。

（2）**冬瓜皮汤** 冬瓜皮 100g，加适量清水煮至浓稠，代茶饮。

（3）**鲫鱼赤小豆汤** 鲫鱼一尾、赤小豆 120g、陈皮 6g 煮烂食用。

（4）**消炎利胆茶** 玉米须 30g、蒲公英 30g、马齿苋 30g。将玉米须、蒲公英、马齿苋洗净后加水 1000mL，水煎 30 分钟后去渣，加适量白糖，代茶饮。

（5）**乌梅菊花茶** 乌梅 25g、菊花 10g。将乌梅、菊花洗净后加 1000mL 清水煎煮，最后加适量白糖调味即可。

（6）**鸡蛋黄瓜藤饮** 黄瓜藤约 100g、新鲜鸡蛋 1 个。将黄瓜藤洗净后，加清水煎至 100mL，再取汁冲服鸡蛋。

（7）**马齿苋芦根饮** 马齿苋 10g、芦根 25g。将马齿苋、芦根洗净后，加适量清水煮沸，代茶饮。

（8）**紫苏菊花粥** 紫苏子 25g、菊花 15g、粳米 50g。先将粳米洗净，加适量清水熬煮至八成熟后，再将紫苏子、菊花共同放入，煮熟即可。

（9）**金橘山楂粥** 金橘 50g、干山楂 12g、粳米 100g。先将粳米洗净，加适量清水熬煮至八成熟后，再放入金橘和山楂，煮熟即可。

（10）**山楂糕** 山楂 300g 清洗干净，一剖两半，去掉底部和山楂核。锅里放入适量清水，放入加工好的山楂，小火煮 20 分钟至山楂软烂。待山楂稍凉后，将山楂连同剩余的汁水一起放入搅拌机内搅打成果泥。将山楂果泥倒入锅中，加入少量白糖小火慢慢搅拌，直到果泥变得黏稠冒泡。将适量明胶片用少许清水化开，然后倒入锅中同煮，小火搅拌至非常黏稠，然后趁热倒入容器内，待冷却后切块食用。

（11）**山楂橘皮粥** 干山楂 30~40g（鲜山楂可用 60g）、橘皮 5g、粳米 100g、白糖 8g。先用山楂、橘皮煎液去渣，再放入粳米、白糖，并加水共煮为粥。

（12）**桃仁粥** 桃仁 12g、粳米 50g。先将桃仁捣烂如泥，加水研汁去渣，与粳米共煮为稀粥。可加少许白糖食用。

（13）**栀子粥** 栀子 6g、粳米 50g。将栀子碾成细末备用。粳米淘洗干净后放入砂锅中，加适量清水煮成粥，将栀子末拌入继续煮约 10 分钟即可。

四、一日食谱举例

胆囊炎与胆石症患者可根据自身具体情况，决定每天应该摄入多少能量。以下为每日约 1600kcal 能量的胆囊炎与胆石症患者低脂软食食谱。

食谱一 ▶▶▶

餐次	食物名称	食物种类及其重量
早餐	稀饭	大米 25g
	馒头	面粉 30g
	蔬菜碎	水发木耳 40g，胡萝卜 40g，豆干 20g
加餐	低脂牛奶	低脂牛奶 250mL
	花卷	面粉 30g
午餐	软米饭	大米 80g
	肉末白菜豆腐	猪瘦肉 20g，白菜 100g，豆腐 40g
	丝瓜蛋白汤	丝瓜 100g，鸡蛋清 30g
加餐	水果	草莓 150g
	藕粉糊	藕粉 30g
晚餐	番茄挂面	番茄 100g，挂面 80g
	清蒸鲈鱼	鲈鱼 50g
	肉末冬瓜	冬瓜 100g，猪瘦肉 20g
加餐	绿豆汤	绿豆 25g

食谱二 ▶▶▶

餐次	食物名称	食物种类及其重量
早餐	红豆汤	红豆 25g
	花卷	面粉 50g
	蔬菜碎	紫甘蓝 30g，黄瓜 40g，生菜 30g
加餐	低脂牛奶	低脂牛奶 250mL
	花卷	面粉 30g
午餐	软米饭	大米 90g
	虾仁豆腐	虾仁 70g，豆腐 60g，胡萝卜 50g
	南瓜汤	南瓜 120g
加餐	水果	苹果 150g
	蒸蛋清	鸡蛋清 50g
晚餐	青菜挂面	青菜 70g，挂面 80g
	酿苦瓜	苦瓜 80g，猪瘦肉 30g，莴笋 40g，香菇 30g
加餐	豆浆	豆浆 200mL

注：1.成年人可根据自身特点及需要，对食谱中的各类食物做适当替换，即可以生成另一日食谱，一定要注意食物多样化。

2.食谱中的食物重量是建议摄取量，而不一定是菜谱中制作材料的配菜重量。

3.一天的用油量不要超过10g，用盐量不要超过3g（每5mL酱油含约1g盐）。

第十节　胰腺炎

一、什么是胰腺炎

胰腺炎分为急性胰腺炎和慢性胰腺炎。急性胰腺炎是胰腺消化酶被激活后，对自身及其周围脏器产生消化作用而引起的炎症性疾病。引起急性胰腺炎的最常见病因是胆道疾病、大量饮酒及暴饮暴食。本病好发年龄为 20～50 岁，女性较为多见。急性出血性坏死性胰腺炎较凶险，可在病初数小时内突然出现四肢湿冷、血压下降、意识淡漠而进入休克状态。慢性胰腺炎可发生于任何年龄，以 30～50 岁为多见，男性多于女性。慢性胰腺炎大多数与长期嗜酒有关，腹痛多由饮酒或高脂肪餐诱发。

急性胰腺炎主要症状为在饱餐、酗酒后突然发病，呈持续性刀割样，以上腹部为主，向背部放射，患者常蜷曲身体来缓解疼痛。患者出现高热，可持续 2～3 天，如果持续不退热，可能发展为胰腺脓肿。患者恶心、呕吐剧烈，呕吐后疼痛症状反而加重，患者可出现全身性黄疸。急性胰腺炎反复发作可转变为慢性胰腺炎。慢性胰腺炎可出现间歇性发作，患者伴有腹部疼痛、消化不良、脂肪泻等症状，容易出现多种营养素缺乏症状。随着病情发展，患者可出现胰腺功能降低等症状。

二、胰腺炎患者饮食原则

（一）急性胰腺炎患者的饮食原则

急性胰腺炎发病突然，病情严重，变化多，应及时住院，并通过调整饮食来进行治疗，营养治疗是临床治疗成功的保障。患者应从禁食、禁饮到流食，再到半流食。

1. 急性期

为了抑制胰液的分泌，避免胰腺损伤加重，患者应至少禁食 3 天。给予患者胃肠外营养时，每天能量的补充不超过 2000kcal，以避免引起消化液分泌增加，待患者病情基本稳定后进行饮食过渡。

2. 恢复期

患者病情缓解后，在不停止胃肠外营养的同时，给予少量无脂无蛋白的清流食试餐，每次 100～150mL，如米汤、稀藕粉、果汁、菜水，试餐 2～3

天。待患者适应后，给予无脂无蛋白全流质食物，如稠米汤、稠藕粉、果汁、菜水，可食用2～3天。患者病情稳定后，饮食量可增加，可食用无脂低蛋白厚流食，如烂米粥、米糊、稠藕粉、菜泥粥、清汤面片、清汤龙须面、蒸鸡蛋白羹等。患者可停止胃肠外营养，逐步给予无脂低蛋白半流食、低脂低蛋白软食、低脂软食，促进患者恢复。

3. 其他

患者应禁食含脂肪多和有刺激性的食物，如肉汤类、动物脂肪、畜肉、刺激性调味品和煎炸食物，应绝对禁酒。少量多餐，每天5～6餐，每餐给予1～2种食物。食物要清淡少油、易消化、无刺激，烹调方法采用煮、烧、卤、烩等方法，禁用油炸、烘烤、烙等方法。

（二）慢性胰腺炎患者的饮食原则

通过合理的营养支持，降低对胰腺的刺激，缓解疼痛，防止或纠正并发症，改善慢性胰腺炎患者预后，提高生命质量。

① 急性发作期的营养治疗与急性胰腺炎相同。

② 腹痛等症状基本消失后，可给予患者高碳水化合物、低脂肪少渣半流质饮食。

③ 蛋白质摄入不宜过多，每天50～70g为宜，选用脂肪含量低的优质蛋白食物，如鱼肉、鸡肉、鸭肉等。

④ 脂肪摄入量需要限制，每日30g左右，最多不超过50g。

⑤ 胆固醇的摄入量应小于300mg。

⑥ 多食富含维生素A、B族维生素和维生素C的食物。

⑦ 少量多餐，每日5～6餐，待病情稳定后，可逐渐增加摄入食物量。

⑧ 食物要易消化、清淡，禁食刺激性食物。

⑨ 病情稳定后，为预防复发，患者仍需在较长时间内禁酒，忌暴饮暴食和大量食用脂肪含量高的食物。

三、食物选择与食疗菜肴推荐

1. 食物选择

（1）宜用食物

① 可选用米汤、米粉、藕粉、菜汁、果汁、红豆汤、绿豆汤、素面条、素面片等低脂肪、高碳水化合物或高维生素、低渣饮食。

② 宜用豆浆、豆腐、蛋清、鱼虾、畜禽瘦肉等低脂肪、高蛋白食物。

（2）忌（少）用食物

① 忌用肥肉、动物内脏、动物油脂、油炸食品、奶油、糕点、花生、核桃、蛋黄等高脂肪食物。

② 忌（少）用辣椒、花椒、芥末、胡椒、咖喱粉等辛辣刺激性调味品。

③ 少用胀气的食物，如萝卜、洋葱、干豆类等；少用粗糙、纤维较多的食物，如粗粮、韭菜、芹菜等。

④ 忌饮酒及含酒精的饮料。

2. 食疗菜肴推荐

（1）黄花菜马齿苋饮 黄花菜、马齿苋各 30g，将两者洗净，放入锅内，加适量清水，大火煮沸后，转用小火煮 30 分钟，放凉后，代茶饮。

（2）山药南瓜粥 南瓜 60g 去皮切小块；山药 30g 去皮洗净，切小块备用。取粳米 60g 加入适量清水，熬煮至七成熟时，加入南瓜、山药煮至成粥，最后调入少许食盐即可。

（3）枸杞粥 枸杞子 10g 洗净，同 60g 粳米放入锅中熬煮成粥即可。

（4）山药小米汤 将山药 100g 去皮洗净切成小块，同小米 100g 放入锅中熬煮成粥即可。

（5）山楂芝麻藕粉羹 将山楂 200g 洗净去核，切成碎丁；少许芝麻炒熟后备用。将 60g 藕粉用适量清水调匀，再将山楂丁、芝麻一起放入藕粉中煮成羹，最后加少量白糖调味即可。

（6）山楂麦芽饮 将山楂 60g 洗净去核，切成薄片。把山楂片和炒麦芽

20g 放入锅中，加适量清水煮开片刻即可，可代茶饮。

（7）**陈皮丁香粥**　陈皮 10g、丁香 5g、粳米 50g。将陈皮切碎与丁香共同放入锅中，加入适量清水煮沸，再放入粳米熬煮成粥即可。

（8）**砂仁冬瓜汤**　砂仁 10g，冬瓜 300g 洗净去皮切片。先将砂仁煮沸后，放入冬瓜片，待冬瓜熟后加入少许食盐调味即可。

（9）**山楂糕小米粥**　山楂糕 50g 切成条或片备用。小米 25g 洗净加入适量清水熬煮，待小米粥八成熟时放入山楂条或片，稍微煮片刻即可。

（10）**南瓜枸杞小米粥**　南瓜 100g 去皮切小块备用。小米 100g 和枸杞子 20g 一同放入锅中，加适量清水，熬煮至七成熟时，加入南瓜煮至成粥，最后调入少许食盐即可。

（11）**陈皮山楂汁**　陈皮 20g 洗净，用适量清水浸泡，然后将陈皮连水一同倒入锅中，大火煮开，加入山楂 5 颗和少许冰糖，待冰糖溶化后即可。

四、一日食谱举例

胰腺炎患者可根据自身具体情况，决定每天应该摄入多少能量。以下为每日约 600kcal 能量的急性胰腺炎患者低脂流质食谱。

餐次	食物名称	食物种类及其重量
第一次	白粥（稀）	大米 20g，白糖 10g
第二次	橙汁	橙子 250g
第三次	藕粉（稀）	藕粉 25g，白糖 10g
第四次	红豆汤	红豆 25g，白糖 10g
第五次	米汤	大米 10g
第六次	糖渍番茄	番茄 150g，白糖 10g
第七次	脱脂奶	脱脂奶粉 25g，白糖 10g

注：成年人可根据自身特点及需要，对食谱中的各类食物做适当替换，即可以生成另一日食谱，一定要注意食物多样化。

以下为每日约 1600kcal 能量的慢性胰腺炎患者低脂半流质食谱。

餐次	食物名称	食物种类及其重量
早餐	白菜瘦肉粥	白菜 80g，瘦肉 15g，大米 60g
	蒸蛋清	鸡蛋清 30g
加餐	低脂牛奶	低脂牛奶 250mL
	玉米糊	玉米面 20g
午餐	青菜挂面	青菜 100g，挂面 90g
	肉末豆腐	猪瘦肉 30g，豆腐 70g
	番茄鸡蛋汤	番茄 100g，鸡蛋清 30g
加餐	果汁	橙汁 150g
	葛根粉糊	葛根粉 20g
晚餐	馄饨	青菜 30g，胡萝卜 70g，虾仁 30g，面粉 90g
	酱肉胡萝卜碎	胡萝卜 100g，酱牛肉 20g
加餐	红豆汤	红豆 25g，白糖 10g

注：1.成年人可根据自身特点及需要，对食谱中的各类食物做适当替换，即可以生成另一日食谱，一定要注意食物多样化。

2.食谱中的食物重量是建议摄取量，而不一定是菜谱中制作材料的配菜重量。

3.一天的用油量不要超过10g，用盐量不要超过3g（每5mL酱油含约1g盐）。

第四章

呼吸系统疾病与营养

呼吸系统疾病约占我国内科疾病的 1/4，并呈逐年上升趋势。人的呼吸肌群主要由膈肌、肋间肌和腹肌组成。机体的营养状况直接影响着呼吸系统的各个环节，如能量和营养物质供给、做功效率、组织修复、防御能力和抗疲劳能力。营养不良可导致呼吸肌（膈肌）萎缩和呼吸肌力减弱。呼吸系统疾病主要导致呼吸肌负荷增加和呼吸肌缺氧，过量或不合理的营养素供给可能加重呼吸系统的负担。

第一节　慢性支气管炎

一、什么是慢性支气管炎

慢性支气管炎是常见的呼吸系统疾病，往往因长期吸烟所致，可有呼吸困难、喘鸣、阵发性咳嗽和黏痰。患者在起病前多数有急性支气管炎、流行性感冒或肺炎等呼吸道症状。慢性支气管炎反复发作，可发展为慢性肺气肿。当慢性支气管炎和肺气肿患者肺功能检查出现气流受限，并且不能完全可逆时，即可诊断为慢性阻塞性肺疾病，可进一步发展为肺源性心脏病和呼吸衰竭。慢性支气管炎以控制炎症为主，供给足够能量、蛋白质和维生素，以增加机体抵抗力，减少反复感染的机会，所以合理的营养膳食对慢性支气管炎的治疗和预防都有着重要的作用。

二、慢性支气管炎患者饮食原则

1.慢性支气管炎急性发作期患者的营养治疗

（1）**高能量、高蛋白饮食**　蛋白质应以动物蛋白和大豆蛋白为主。高蛋白、高能量饮食有利于支气管受损组织的修复。

（2）**补充维生素**　足够的维生素，特别是维生素 A 和维生素 C，有利于支气管上皮细胞的修复，改善气管通气状况。

（3）**补充水分**　大量地饮水有利于痰液稀释，每天的饮水量应在 2000mL以上。

（4）**控制奶类食品**　奶类食品易使痰液变稠，使感染加重。

（5）**忌刺激性食物**　过冷、过热、辛辣的食物等均可引发阵发性咳嗽，应尽量避免食用。

（6）**少量多餐**　采用少量多餐的进餐方式，每天提供 5～6 餐。

2.慢性支气管炎缓解期患者的营养治疗

（1）**止咳化痰**　蔬菜中的萝卜、冬瓜、丝瓜等，水果中的梨、枇杷、藕等，均有止咳化痰的功效，日常生活中可多选用。

（2）**提高免疫力**　多选用新鲜果蔬和菌类，以补充足量维生素，增强机体免疫力。长期食用可预防慢性支气管炎的急性发作。

（3）**少食刺激性食物**　过冷、过热、辛辣的食物等易引发阵发性咳嗽，不利于病情的改善与控制，应尽量少食用。

三、食物选择与食疗菜肴推荐

1.食物选择

（1）**宜用食物**

① 宜选用富含优质蛋白的食物，如大豆类以及制品、鱼类、畜禽瘦肉等。

② 宜选用新鲜蔬菜水果类，如萝卜、白菜、菠菜、油菜、番茄、黄瓜、冬瓜、青菜、百合、枇杷、梨、橘子、大枣等。

（2）忌（少）用食物

① 避免酒、辣椒、咖喱、胡椒、蒜、葱、韭菜等有刺激性的食品，以免引起阵发性咳嗽。

② 忌（少）食油腻食物，如肥肉、油煎品等不易消化的食物。

③ 忌吃过热或过凉食品。

2. 食疗菜肴推荐

（1）**柚子炖鸡**　取柚子1个，将柚子去皮留肉；整鸡600g宰杀后去毛、内脏，洗净切成块。将柚子肉放入鸡腹内，然后将鸡放入锅内，加葱段、姜块和清水适量，炖熟即可。

（2）**白果冰糖燕窝**　将燕窝1盏，挑去毛，装入砂锅；白果3～5颗洗净，切成薄片。将白果放入盛燕窝的砂锅内，炖熟，最后放入少许冰糖调味即可。

（3）**百合杏仁粥**　百合30g、杏仁20g、糯米60g。将百合、南杏仁、糯米洗净，放入锅内加适量清水，煮成粥，最后放入少许冰糖调味即可。

（4）**苏子粥**　苏子20g洗净，捣烂成泥状。将粳米80g和苏子泥放入锅内，煮成粥，最后放入少许冰糖调味即可。

（5）**枇杷梨**　梨1个、枇杷30g。将梨洗净去核留空心，将适量枇杷加入梨心，隔水蒸熟，最后放入少许冰糖调味即可。

（6）**豆腐皮粥**　豆腐皮80g用水洗净，切成小块备用。粳米60g淘洗干净放入锅中，加适量清水，煮沸后加入豆腐皮，小火煮成粥，最后放入少许冰糖调味即可。

（7）**松子薄荷汤**　松子仁200g、薄荷50g。将松子仁炒熟后与薄荷一同放入锅内，加适量清水，煎煮片刻即可。

（8）**白果枸杞粥**　将白果20g、枸杞子20g、粳米60g洗净后，共同放入锅内煮成粥，最后放入少许冰糖调味即可。

（9）**枇杷汁**　将枇杷120g去核压榨成汁直接饮用，或将枇杷果加适量清水熬成汤汁饮用。

四、一日食谱举例

慢性支气管炎患者可根据自身具体情况，决定每天应该摄入多少能量。以下为每日约2200kcal能量的慢性支气管炎患者食谱。

餐次	食物名称	食物种类及其重量
早餐	三鲜包	猪肉50g，鹌鹑蛋30g，香菇30g，面粉100g
	绿豆汤	绿豆35g，白糖10g
午餐	米饭	大米125g
	红烧青鱼	青鱼80g
	萝卜炒牛肉	萝卜120g，牛里脊肉40g
	青菜豆腐汤	青菜110g，豆腐70g
加餐	水果	雪梨150g
晚餐	米饭	大米100g
	番茄蛋汤	番茄120g，鸡蛋30g
	鸡丝莴笋	鸡胸脯肉40g，莴笋120g
加餐	水果	樱桃150g

注：1.成年人可根据自身特点及需要，对食谱中的各类食物做适当替换，即可以生成另一日食谱，一定要注意食物多样化。

2.食谱中的食物重量是建议摄取量，而不一定是菜谱中制作材料的配菜重量。

3.一天的用油量不要超过20g，用盐量不要超过5g（每5mL酱油含约1g盐）。

第二节　支气管哮喘

一、什么是支气管哮喘

支气管哮喘是一种常见的变态反应性疾病，简称哮喘，常与食物过敏有关，特别是高蛋白食物。哮喘典型发作前，常有先兆症状，如打喷嚏、咳嗽、胸闷等。如不及时治疗，可引起急性发作，表现为呼吸困难，多被迫采取坐位，两手前撑，两肩耸起，额部冷汗。哮喘的发病与遗传及环境两方面因素有关，二者相互影响。本病多数可经治疗缓解或自行缓解，但长期反复发作则会发展为阻塞性肺气肿及肺源性心脏病。

哮喘临床上可分为三种类型，分别是吸入型、感染型和混合型。吸入型又称外源性，多有明显的季节性，幼年发病，发病前多有鼻痒、咽痒等症状。感染型又称内源性，无明显季节性，诱因多为反复上呼吸道感染，常在成年发病，发病时有咳嗽、脓痰等症状。混合型兼有两型的特点，病史较长，起病常为吸入型，以后反复发作，逐步成为终年哮喘而无缓解季节。

二、支气管哮喘患者饮食原则

支气管哮喘患者的治疗以使用解痉止喘药物为主，同时注意饮食控制。

1. 与食物过敏有关的哮喘患者饮食原则

有部分哮喘的发作与食物过敏有关，找出致敏食物，加以排除。

（1）排除致敏食物 对已确定的致敏食物，应避免食用，选择合理的替代品，以保证平衡营养，以免发生营养不良。病情稳定后，对致敏食物，可选择少量、逐步试探性食用。高蛋白食物易引起过敏反应，如牛奶、鱼、虾、蟹等。

（2）保证营养供给 除致敏食物外，应丰富食物的供给，加强营养。保证各种营养素的供给量，以提高机体的免疫功能。

（3）其他 尽量避免刺激性食物，忌酒。

2. 轻型哮喘患者饮食原则

非食物过敏诱发的哮喘，则不必过分强调忌（少）食。患者急性发作期应给予流食或半流食，能量及各种营养素的摄入量可稍低于正常人，而缓解期摄入普食即可，能量及各种营养素的摄入量应同正常人。

3.重症哮喘患者饮食原则

对于重症哮喘患者，大多伴有营养不良，应给予足够的能量和各种营养素。

（1）适量的蛋白质　适量蛋白质有利于增加机体免疫力，但是过量的蛋白质可加重哮喘症状，不利于患者康复。哮喘患者的蛋白质摄入量应占总能量15%～20%，优质蛋白质应占 2/3。

（2）高脂饮食　哮喘患者每日脂肪的供给量应占总能量的 30%～35%，以植物油为主，可适当食用深海鱼油。

（3）适量碳水化合物　哮喘患者每日碳水化合物的供能比例不宜超过50%，且应避免过快、过多地进食纯碳水化合物类食物，如蜂蜜、糖果等。

（4）补充足够的矿物质和维生素　补充足够的镁、硒等缓解哮喘症状，增加机体抵抗力。补充足够的维生素，尤其注意维生素 A、维生素 C、维生素E 及胡萝卜素等的补充，有利于减少支气管平滑肌的痉挛，从而预防支气管哮喘的发作。

（5）补充水分　哮喘持续状态的患者，会因大量出汗丢失很多水分，因此应当注意水分的补充，每日饮水应达 2000mL，甚至更多。

（6）其他　对于重症哮喘不能经口进食及合并慢性阻塞性肺疾病（COPD）患者，可采用管饲低碳水化合物营养制剂进行营养治疗。

三、食物选择与食疗菜肴推荐

1.食物选择

（1）宜用食物　宜食用豆浆、果汁、菜汁、粥、面片、饼干、肉泥、肝泥、鱼丸等（致敏食物除外）。

（2）忌（少）用食物

① 忌（少）用海鱼、虾、蟹等能引起变态反应的食物。

② 忌（少）用辣椒、花椒、胡椒、咖啡、浓茶、酒等刺激性食物。

③ 忌（少）用萝卜、韭菜、豆类、薯类等产气食物。

④ 忌（少）用过甜、过咸、油腻、生冷的食物及饮料。

2. 食疗菜肴推荐

（1）**莱菔子粥** 粳米 100g 淘洗干净，莱菔子 15g 炒熟后磨成粉末备用。将粳米和莱菔子粉共同放入锅内，加适量清水，用大火烧沸后，转用小火煮至米烂成粥即可。

（2）**杏仁豆腐汤** 将豆腐 200g 和杏仁 50g 一同放入锅中，加入适量清水，煮沸至熟，调入少许食盐即可。

（3）**银耳红枣羹** 银耳（干）10g 泡发后，剪去底部硬蒂，撕成小朵；红枣 10 个去核，并用水洗净；适量薯粉用水调匀备用。将银耳、红枣放入煲内加适量清水，煮沸后，再改用小火煲 2 小时，最后加入调好的薯粉浆，搅拌均匀，加入适量白糖调味即可。

（4）**银耳莲子汤** 银耳（干）10g 用清水泡开，去除底部硬蒂，撕成小朵备用；莲子 30g 用清水泡发片刻备用。砂锅内放入适量清水，将银耳和 3~5 个红枣、枸杞子 10g 一起放入锅中，大火煮沸后转小水熬煮，半小时后放入莲子，继续熬煮至银耳胶化，汤黏稠即可。

（5）**枇杷芦根饮** 枇杷叶 10g，用刷子去毛，洗净、烘干；鲜芦根 10g 洗净凉干备用。将枇杷叶、鲜芦根切成片，一起放入锅内，加清水适量，用大火烧沸后，转用小火煮 20~30 分钟即可，代茶饮。

（6）**莲子粥** 莲子 30g 加适量清水浸泡，糯米 100g 洗净加适量清水浸泡片刻。将糯米和莲子一起放入砂锅中，加入适量清水，置于火上煮开，再改用小火煮到米粒熟软，最后加入冰糖调味即可。

（7）**凉拌银耳** 银耳（干）10g 用水泡至发软，去除硬块撕成小朵，然后洗净。锅中加入适量清水煮开，放入银耳，煮沸后焖 5 分钟捞起，沥干水分放入碗中，最后加入酱油、蚝油拌匀，撒上少许香菜，淋上少许芝麻油拌匀即可。

（8）**桂圆红枣茶** 将 5~8 个红枣洗净后，去掉枣核；干桂圆 100g 去壳去核或者直接用桂圆肉 60g。将红枣、桂圆、冰糖放入砂锅内，加入适量清水，大火烧开后，改小火，煮约 30 分钟即可。

四、一日食谱举例

支气管哮喘患者可根据自身具体情况，决定每天应该摄入多少能量。以下为每日约 2000kcal 能量的支气管哮喘患者缓解期食谱。

餐次	食物名称	食物种类及其重量
早餐	豆浆	豆浆 300mL，白糖 10g
	香菇鸡肉包	鸡胸肉 45g，香菇 50g，面粉 75g
午餐	米饭	大米 110g
	红烧鳜鱼	鳜鱼 60g
	胡萝卜鸡蛋羹	鸡蛋 50g，胡萝卜 80g
	芹菜牛柳	芹菜 150g，牛里脊肉 25g
加餐	水果	火龙果 150g
晚餐	米饭	大米 100g
	核桃仁鳝鱼煲	核桃仁 50g，鳝鱼 50g
	肉末茄子	茄子 150g，猪瘦肉 20g

注：1.成年人可根据自身特点及需要，对食谱中的各类食物做适当替换，即可以生成另一日食谱，一定要注意食物多样化。

2.食谱中的食物重量是建议摄取量，而不一定是菜谱中制作材料的配菜重量。

3.一天的用油量不要超过25g，用盐量不要超过5g（每5mL酱油含约1g盐）。

4.忌（少）食致敏食物。

第三节　肺结核

一、什么是肺结核

结核病是由结核分枝杆菌引起的疾病，可在全身各个部位发病，如肠结核、淋巴结核、肺结核、结核性脑膜炎等，其中以肺结核最为常见。肺结核早期常有不规则的低热，午后、傍晚时低热、盗汗，并有疲倦乏力、食欲缺乏、体重减轻等症状。患者多有干咳，若有空洞形成，则痰多且为脓性，有时可见痰中带血，甚至咯血。临床上将肺结核分为原发性肺结核、血行播散性肺结核、继发性肺结核（包括浸润性肺结核、空洞性肺结核、结核球、干酪样肺炎、纤维空洞性肺结核）、结核性胸膜炎等多种类型。

结核病是一个全球性的、严重的、需要高度重视的公共卫生和社会问题。在我国，肺结核仍然是一种常见的传染病，且近几年呈回升趋势。

二、肺结核患者饮食原则

由于结核病的病程较长，且易出现反复，故除针对结核病采取药物治疗外，营养治疗对于结核病来说也十分重要。营养治疗以增加机体营养、提高机体抵抗力为主。肺结核患者总的治疗原则是高能量、高蛋白及富含维生素和矿物质膳食。

1. 高能量饮食

能量每天按 40～50kcal/kg 给予，以满足机体的需要和疾病的消耗。但应避免过分油腻，以免引起消化不良。

2. 高蛋白质

蛋白质每天按 1.5～2g/kg 给予，以动物蛋白和大豆蛋白等优质蛋白质为主，如鸡蛋、猪瘦肉、牛肉、牛奶等。优质蛋白质应占蛋白总量的 1/3～2/3。

3. 高维生素、矿物质

充足的维生素和矿物质可促进机体恢复，防止病情加重。少量反复出血的肺结核、肠结核、肾结核患者常伴有缺铁性贫血，应注意膳食中铁的补充，如动物肝脏、动物血液、瘦肉类等。结核病灶的修复需要大量钙质，除牛乳外，豆制品、绿叶蔬菜、骨头汤、海带、贝类、紫菜、虾皮、牡蛎等也是补充钙的良好来源。另外，多食用新鲜的蔬菜和水果，以增加维生素的摄入量。

4. 忌酒及刺激性食物

忌酒，以及辛辣等有刺激性的食物。酒精能使血管扩张，加重肺结核患者的气管刺激症状，加重咳嗽和咯血。

三、食物选择与食疗菜肴推荐

1. 食物选择

（1）宜用食物

① 多选用鱼类、禽类、畜肉类、乳类、蛋类、豆类及其制品等富含优质蛋白质的食物。

② 多食用新鲜蔬果，特别是深绿叶菜和黄红蔬菜和水果，如青菜、胡萝卜、橘子、苹果、梨、番茄、大枣等。

③ 增加乳类及乳制品的摄入量，有利于结核病灶的钙化。

（2）忌（少）用食物

① 忌（少）用油煎炸和不易消化食物。

② 忌烈性酒。

③ 急性期咳嗽较重的患者，不宜吃凉性食物或过辣、过甜的食品。

④ 忌（少）用辛辣食品和调味品。

2. 食疗菜肴推荐

（1）清蒸鳕鱼　将鳕鱼200g洗净，在鱼身上抹少量食盐，淋上少量料酒、蒸鱼酱油；然后与葱段、姜片及蒜瓣一起，放在笼屉上隔水慢火蒸15分钟即可，食用前去除葱段、姜片及蒜瓣。

（2）核桃仁鳝鱼煲　鳝鱼300g去内脏，洗干净，切成6cm长的段；核桃仁30g去皮，打碎备用。将碎核桃仁、鳝鱼放入砂锅中，加水煮沸后再改用小火煲1小时，加适量食盐调味即可。

（3）冰糖燕窝　将干燕窝1盏用清水浸泡48小时，待燕窝松软膨胀后挑去毛和杂质，清洗干净。燕窝放入炖盅内，加适量清水，隔水蒸炖至软烂，加入适量冰糖，再炖片刻至冰糖溶化即可。

（4）黑豆炖梨　取雪梨1个洗净切片，黑豆30g洗净泡发备用。将梨片和黑豆一起加入炖锅中，加适量清水，大火煮沸后转小火炖烂，最后加入少许冰糖调味即可。

（5）**马齿苋乌鱼汤**　马齿苋100g洗净；乌鱼1条约300g去鳃、鳞、内脏，洗净备用。将马齿苋与乌鱼一同放入锅内，加水适量，煮成鱼汤，最后加入少许食盐调味即可。

（6）**山药板栗炖肉**　山药150g洗净去皮切成小块，板栗去壳除皮，猪瘦肉洗净切成小块。将山药、板栗和肉块放入锅中，加入适量清水，炖煮1小时至肉软烂，最后调入少许食盐即可。

（7）**香菇蒸鱼**　将鲜香菇50g洗干净，去蒂切成丝；生姜切丝备用。草鱼一尾去鳞及内脏，洗净后晾干水分，鱼肉切成片，放入料酒、酱油、食盐、植物油、生姜丝腌制片刻。把香菇丝拌入鱼肉中，再拌入适量的淀粉，上锅蒸20分钟即可。

（8）**栗子黄焖鸡**　将杀好的母鸡1只洗净，剁成块，用开水焯一下，捞出洗净备用。将炒锅置于火上，加入适量花生油，油热后下鸡块炒出香味盛出，锅内留底油下葱段、姜片稍炒，再下鸡块，加入料酒、白糖、酱油及适量清水，中火煮30分钟，烧煮过程中放入栗子250g，待鸡熟汁浓时起锅，挑去葱段、姜片，用水淀粉勾芡，盛盘即可。

四、一日食谱举例

肺结核患者可根据自身具体情况，决定每天应该摄入多少能量。以下为每日约2600kcal能量的肺结核患者缓解期食谱。

餐次	食物名称	食物种类及其重量
早餐	甜豆浆	豆浆300mL，白糖10g
	三鲜包	鹌鹑蛋30g，鸡胸肉60g，香菇30g，面粉100g
加餐	水果	苹果150g

续表

餐次	食物名称	食物种类及其重量
午餐	米饭	大米 110g
	栗子黄焖鸡	栗子 50g，鸡块 80g
	清炒紫甘蓝	紫甘蓝 130g
	甜椒炒牛柳	甜椒 120g，牛里脊肉 30g
加餐	水果	芒果 150g
晚餐	米饭	大米 100g
	韭菜牡蛎	韭菜 120g，牡蛎 100g
	萝卜烧肉	萝卜 100g，猪瘦肉 30g
加餐	甜牛奶	牛乳 250mL，白糖 10g

注：1.成年人可根据自身特点及需要，对食谱中的各类食物做适当替换，即可以生成另一日食谱，一定要注意食物多样化。

2.食谱中的食物重量是建议摄取量，而不一定是菜谱中制作材料的配菜重量。

3.一天的用油量不要超过25g，用盐量不要超过5g（每5mL酱油含约1g盐）。

第五章

泌尿系统疾病与营养

泌尿系统主要由肾脏、输尿管、膀胱、尿道等组成。肾脏是人体泌尿系统重要的器官，除有分泌尿液、排泄代谢废物、调节水和电解质的平衡以及调节酸碱平衡等功能外，肾脏还是人体重要的内分泌器官，分泌的激素有前列腺素（PG）、肾素-血管紧张素、血管舒缓素、激肽类物质、活性维生素 D_3、促红细胞生成素等。常见的泌尿系统疾病有急慢性肾小球肾炎、肾病综合征、急慢性肾功能衰竭以及泌尿系统结石等。

第一节　慢性肾小球肾炎

一、什么是慢性肾小球肾炎

慢性肾小球肾炎简称慢性肾炎，可发生在不同年龄，以青中年为多见。慢性肾炎有多种病理类型，尿液的改变有蛋白尿、血尿、管型尿等，临床表现为水肿、高血压等，严重者可发展为慢性肾功能衰竭。慢性肾炎大多由不同病因的原发性肾小球疾病发展而来。绝大多数的慢性肾炎与急性肾炎无关，只有少数患者是急性肾炎转变而来。

二、慢性肾小球肾炎患者饮食原则

慢性肾小球肾炎的营养治疗应根据患者肾功能水平，确定营养素供给量，并密切结合病情的变化，及时对症治疗（降压、降脂、减轻蛋白尿等），使用可以延缓肾功能损害的药物，避免使用肾毒性药物。

1. 根据肾功能损害的程度来定蛋白质的摄入量

肾功能损害不严重者，不需要严格限制蛋白质摄入量，以免造成营养不良。供给量为 $0.8\sim1.0g/$（kg·d），优质蛋白质应占 50% 以上。肾功能损害较严重者，蛋白质供给量为 $0.5\sim0.8g/$（kg·d）。患者出现氮质血症时，蛋白质供给量应小于 $0.5g/$（kg·d）。食物可选用鸡蛋、牛奶、瘦肉等动物性蛋白质，尽量不选植物性蛋白质。

2. 限制钠盐

根据水肿及高血压的严重程度时，采用低盐、无盐或低钠饮食。轻度水肿和高血压者，给予低盐饮食。水肿和高血压严重时，给予无盐饮食或低钠饮食。

3. 保证能量供给

由于限制蛋白质，患者以碳水化合物和脂肪作为能量的主要来源。

4. 充足的矿物质和维生素

宜多摄取各种维生素含量丰富的食物，如新鲜蔬菜和水果。有贫血表现时，应多供给富含 B 族维生素、叶酸和铁的食物，如动物肝脏等。但血钾水平高时，应慎重选用含钾量高的蔬菜和水果。

5. 其他

急性发作期按急性肾炎治疗原则处理。忌用酒精类饮料和刺激性食物。

三、食物选择与食疗菜肴推荐

1.食物选择

（1）宜用食物

① 多选用富含优质蛋白质食物，如奶类及奶制品、蛋、鱼类、畜禽瘦肉等。

② 宜吃含钠量低的食物，如畜禽瘦肉、大白菜、菜花、莴笋、冬瓜、西瓜、南瓜、丝瓜、番茄、橘子、苹果、梨等。

③ 宜吃低钾食物，如蛋类、猪血、海参、藕粉、凉粉等。

（2）忌（少）用食物

① 忌过咸食物和高钠食物，如泡菜、豆腐乳、榨菜、茴香、芝麻酱、冬菜、咸蛋、松花蛋、雪里蕻、虾米、各种酱料等。

② 忌用含钾量高的鲜蘑菇、香菇及一些含钾量高的蔬菜、水果。

③ 忌用酒精类饮料和刺激性食物。

2.食疗菜肴推荐

（1）**木耳拍黄瓜**　黑木耳（干）10g 泡发后去除根蒂，过滚水烫熟后晾干切成细丝；黄瓜 200g 洗净用刀拍碎备用。将黄瓜和木耳一起放入碗中，放入少许蒜末，调入适量生抽和醋，再加少许白糖，最后淋入麻油拌匀即可。

（2）**鸭汤粥**　取一只整鸭清洗干净后，放入锅中，加适量清水和老姜熬煮，取汤备用。粳米 150g 洗净放锅内，鸭汤撇去浮油也加入锅内，用大火烧沸后，转用小火煮至熟即可。

（3）**鲜白茅根饮**　鲜白茅根 50g、玉米须 50g。将白茅根和玉米须洗净后用水煎汁，代茶饮。或单味白茅根 60g 煎水，代茶饮。

（4）**鲤鱼赤小豆冬瓜汤**　鲤鱼 1 条去鳞及内脏并洗净，与赤小豆 50g、冬瓜 100g、大葱 50g 同煮成汤，最后调入少许食盐即可。

（5）**西瓜皮赤小豆茅根饮**　西瓜皮 200g 去绿衣，切成片，与赤小豆 30g、茅根 10g 共同煎水，代茶饮。

（6）**冬瓜赤小豆粥** 冬瓜 200g 洗净去皮、去瓤，切成块备用。将冬瓜和赤小豆 30g 一起放入锅中，加适量清水，煮成汤后，再放入粳米 80g 煮成粥即可。

（7）**黑米海参粥** 泡发后的海参 2 条取出肠泥，洗净切碎备用。将海参和黑米 50g 一起放入锅中，加适量清水煮至烂熟即可。

（8）**清炒丝瓜** 丝瓜 300g 去皮洗净，从中间一分为二切片备用。炒锅置于火上，放入适量植物油，至油七成热时，放入少许蒜末煸出香味，放入丝瓜，加少许食盐翻炒均匀即可。

（9）**黑芝麻茯苓粥** 黑芝麻 6g、茯苓 20g、粳米 60g。茯苓研成粉，放入锅内煎汤，再放入黑芝麻和粳米熬煮成粥即可。

（10）**补肾粥** 薏苡仁 50g 洗净浸泡 2 小时，黑豆 30g 用清水浸泡 10～12 小时，茯苓 20g 研磨成粉。将茯苓粉、薏苡仁、黑豆和粳米 50g 一起放入锅中，熬煮成粥，加入适量冰糖即可。

（11）**绿豆冬瓜排骨汤** 冬瓜 200g 去皮去籽，冲洗干净切成方块。排骨 100g 斩成小块后用清水洗净，倒入沸水中焯水。将绿豆 30g、冬瓜和排骨放入高压锅中，加入适量清水，焖煮 25～30 分钟即可。

四、一日食谱举例

慢性肾小球肾炎患者根据自身具体情况，决定每天应该摄入多少能量。以下为总能量 1600kcal、2000kcal 的食谱。

1. 每日约 1600kcal 能量的慢性肾小球肾炎患者低蛋白食谱

餐次	食物名称	食物种类及其重量
早餐	牛奶	牛乳 150mL
	鸡蛋羹	鸡蛋 30g
	糖包	白糖 20g，麦淀粉 80g

续表

餐次	食物名称	食物种类及其重量
加餐	水果	梨子 100g
午餐	番茄肉丝面	麦淀粉 130g，番茄 200g，猪瘦肉 30g
加餐	水果	苹果 100g
晚餐	生菜肉丝面	麦淀粉 120g，生菜 200g，鸡胸肉 30g
加餐	水果	水蜜桃 100g

注：1.成年人可根据自身特点及需要，对食谱中的各类食物做适当替换，即可以生成另一日食谱，一定要注意食物多样化。

2.食谱中的食物重量是建议摄取量，而不一定是菜谱中制作材料的配菜重量。

3.一天的用油量约20g，用盐量不要超过3g（每5mL酱油含约1g盐）。

4.麦淀粉是将小麦粉中的蛋白质抽提分离去掉后的淀粉，不会增加肾脏负担。

2. 每日约 2000kcal 能量的慢性肾小球肾炎患者低蛋白食谱

餐次	食物名称	食物种类及其重量
早餐	牛奶	牛奶 220mL
	鸡蛋羹	鸡蛋 50g
	糖包	白糖 20g，麦淀粉 100g
加餐	水果	梨子 100g
午餐	米饭	大米 120g
	番茄烧鳜鱼	番茄 200g，鳜鱼 80g
加餐	水果	柚子 100g
晚餐	茭白肉丝汤面	麦淀粉 120g，茭白 150g，猪瘦肉 50g
加餐	水果	苹果 100g

注：1.成年人可根据自身特点及需要，对食谱中的各类食物做适当替换，即可以生成另一日食谱，一定要注意食物多样化。

2.食谱中的食物重量是建议摄取量，而不一定是菜谱中制作材料的配菜重量。

3.一天的用油量约25g，用盐量不要超过3g（每5mL酱油含约1g盐）。

4.麦淀粉是将小麦粉中的蛋白质抽提分离去掉后的淀粉，不会增加肾脏负担。

第二节 肾病综合征

一、什么是肾病综合征

肾病综合征是由各种原因引起的一组临床综合征，主要临床特征是蛋白尿、严重水肿、血清白蛋白过低和血胆固醇过高。肾病综合征分为原发性、继发性和遗传性三大类。常见并发症有营养不良、低钙血症、缺铁性贫血、感染、血栓形成等。

肾病综合征的治疗主要是对症治疗，维持电解质平衡和降脂。营养治疗以控制蛋白质、钠盐为主。

二、肾病综合征患者饮食原则

1. 高蛋白质饮食

肾病综合征患者如肾功能良好，应给予患者高蛋白质饮食，成人每天 1.5～2g/kg，总量为每天 100～200g，优质蛋白的供应占总蛋白的 50% 以上，以纠正和防止血浆蛋白降低、贫血和营养不良性水肿。一旦患者出现肾功能不全，应立即限制膳食蛋白质的摄入量，但全天蛋白质摄入量不应低于 50g。

2. 足够能量

能量的供给保持在每天 30～35kcal/kg 为宜，肥胖症患者可适当降低。严重高脂血症者应限制脂类的摄入量，采用低脂、低胆固醇饮食。

3. 限制钠盐和水

根据水肿情况来确定钠的摄入量，一般钠的摄入量为 1～2g/d，食盐每天不超过 2g，或酱油＜10mL。水肿严重的患者，钠的摄入量应小于 0.5g/d，禁食含钠的食品，如酱豆腐、咸菜、咸蛋、松花蛋等，禁食含碱高的主食。水的摄入量一般为前一日尿量加 500～800mL。

4.食物多样化

多选用新鲜蔬菜和水果，注意色、香、味、形。

三、食物选择与食疗菜肴推荐

1.食物选择

（1）**宜用食物** 各种谷类、蛋类、禽类、肉类、蔬菜类、水果类及植物油等均可食用。

（2）**忌（少）用食物**

① 如病情需要限制钾、钠摄入量时，饮食应限盐，忌用咸菜、含盐挂面、腌菜等及含钾量高的蔬菜、水果。

② 忌（少）食动物油、动物内脏及辣椒、芥末、胡椒等刺激性食物。

2.食疗菜肴推荐

（1）**丝瓜炒蛋** 丝瓜 200g 洗净去皮切厚片，鸡蛋 2 个打匀。炒锅置于火上，放入适量植物油，至油六成热时，加入蛋液炒至金黄，取出备用。锅内留少许底油，加入少许蒜末炒香，放入丝瓜片翻炒至丝瓜熟透出水时，加入炒好的鸡蛋翻炒均匀，最后调入少许食盐即可。

（2）**冬瓜砂仁汤** 冬瓜 200g 去皮去瓤切块放入锅中，再加入砂仁 10g 和适量清水，大火煮沸后转用小火煮至冬瓜软烂即可。

（3）**芡实白果粥** 白果 30g 去壳去芯洗净，将白果与芡实 20g、糯米 60g 共同放入锅中，加入适量清水煮成粥即可。

（4）**陈皮粥** 将洗净的粳米 100g 放入锅中，加入适量清水煮成粥，最后加入陈皮 10g，稍沸即可。

（5）**山药粥** 山药 100g 洗净去皮切成片，与粳米 60g 一起放入锅中，加入适量清水煮成粥即可。

（6）**甜脆黄瓜** 将黄瓜 300g 洗净去蒂后，切成薄片，放些盐稍稍腌制 10 分钟；青、红椒各 50g 去籽切成细粒；少许香菜切成段。将适量植物油放入锅中烧至四成热，放入黄瓜片快速翻炒几下，再调入蒜瓣、白醋、白糖、香菜、花生碎、青红椒粒翻炒片刻出锅即可。

（7）**苦瓜炒鸡蛋**　苦瓜 200g 洗净切薄片，加少许食盐挤去水分；鸡蛋 2 个打匀。炒锅置于火上，加入适量植物油，油温热后，倒入鸡蛋液，翻炒一下，加入苦瓜继续翻炒，最后加少许食盐调味即可。

（8）**醋熘大白菜**　大白菜 500g 洗净后切片。炒锅置于火上，加入适量植物油，油烧热后加入蒜末爆香，加入大白菜翻炒，加入适量食盐、陈醋、冰糖调味即可。

（9）**燕麦南瓜粥**　南瓜 100g 洗净去皮及内瓤切成片。将南瓜片和燕麦片 60g 放入砂锅加适量清水，大火煮沸后转小火煮约 30 分钟，至南瓜片软烂即可。

四、一日食谱举例

肾病综合征患者可根据自身具体情况，决定每天应该摄入多少能量。以下为每日约 2200kcal 能量的肾病综合征患者高蛋白食谱。

餐次	食物名称	食物种类及其重量
早餐	鲜肉包	猪瘦肉 50g，香菇 30g，面粉 80g
	煮鸡蛋	鸡蛋 50g
加餐	牛奶	牛奶 250mL
午餐	米饭	大米 120g
	木须肉	黄瓜 160g，水发木耳 80g，猪瘦肉 50g
	清蒸鲈鱼	鲈鱼 80g
加餐	水果	柚子 200g
晚餐	米饭	大米 100g
	青椒牛柳	牛里脊肉 50g，青椒 70g
	肉末冬瓜	猪瘦肉 30g，冬瓜 150g

注：1.成年人可根据自身特点及需要，对食谱中的各类食物做适当替换，即可以生成另一日食谱，一定要注意食物多样化。

2.食谱中的食物重量是建议摄取量，而不一定是菜谱中制作材料的配菜重量。

3.一天的用油量约25g，用盐量不要超过2g（每5mL酱油含约1g盐）。

第三节 慢性肾功能衰竭

一、什么是慢性肾功能衰竭

慢性肾功能衰竭，不是独立的疾病，而是各种疾病引起的肾脏损害并进行性恶化的结果。临床表现主要有水电解质紊乱、酸碱失衡、代谢紊乱、贫血等。慢性肾功能衰竭病程不可逆转。晚期的慢性肾功能衰竭只有靠透析疗法维持生命或通过肾移植进行治疗。透析疗法是晚期慢性肾功能衰竭患者可以长期生存、维持生命的一种疗法。透析疗法可分为血液透析和腹膜透析。

透析疗法的主要原理是利用半透膜通过弥散和超滤机制，清理患者体内的氮及其他有害代谢产物，使血液得以净化，同时保持水、电解质和酸碱平衡，达到部分或完全替代肾脏功能，维持患者生命的目的。

在慢性肾功能衰竭的综合治疗方法中，营养治疗起到十分重要的作用。慢性肾功能衰竭患者的营养治疗应在疾病早期开始，主要以保证机体营养、增强抵抗力、减缓病情发展、减少合并症为目的。

二、慢性肾功能衰竭患者饮食原则

1. 非透析患者的营养治疗

（1）**适当能量** 能量推荐摄入量一般为每天 35kcal/kg。年龄大于 60 岁的患者，能量供给以每天 30kcal/kg 为宜。

（2）**限制蛋白质** 每天蛋白质的供给量为 0.8~1.0g/kg，其中优质蛋白质应占 50% 以上。

（3）**适宜脂肪** 降低饱和脂肪酸和胆固醇的摄入，增加多不饱和脂肪酸的摄入。

（4）**适宜碳水化合物** 过多的碳水化合物不利于血脂水平的降低，过少又不利于机体的修复，保证适量碳水化合物的供给即可。

（5）**适宜矿物质和维生素**　慢性肾功能衰竭患者多合并消化吸收不良，如果食物补充的矿物质和维生素不能满足机体代谢的需要，可以选用一些矿物质和维生素制剂。

（6）**水、钠的控制**　应根据个人病情轻重的具体情况来确定。

2.维持性透析患者的营养治疗

维持性透析影响患者营养的原因主要有厌食，情绪抑郁，经济困难，透析过程蛋白、氨基酸的丢失，透析本身导致分解代谢增加等。通过营养治疗可达到和维持患者良好的营养状态，预防或减轻慢性肾功能衰竭带来的代谢紊乱引起的尿毒症症状和其他营养问题。

（1）**及时补充蛋白质**　血液透析患者，食物蛋白质需要量每天不少于1.0g/kg，其中优质蛋白质应占50%以上。腹膜透析患者，蛋白质的需要量每天为1.2～1.5g/kg，其中优质蛋白质以占60%～70%为宜。

（2）**保证能量供给**　血液透析患者每天能量的供给为30～35kcal/kg，腹膜透析患者的能量供给则维持每天35～45kcal/kg。

（3）**合理限钠、补钾**　维持性透析患者应视血清电解质水平、尿量、透析液中的离子水平以及患者病情的严重程度来确定钾、钠的摄入量。一般患者适当地限钠、补钾有利于治疗。但是糖尿病合并肾病患者在血液透析时，则要适当限制钾的摄入量。

（4）**适量碳水化合物、脂肪**　维持性透析患者，适当减少碳水化合物和脂肪的供给量，有利于血脂降低。忌（少）食动物油脂。

（5）**补充维生素**　透析时血液中的水溶性维生素严重丢失，所以必须补充足够的B族维生素和维生素C。

（6）**水的控制**　一般患者水摄入量应小于1000mL/d。为防止进水过多加重水肿，应严格记录摄食量和摄水量。有高血压、肺水肿、充血性心力衰竭、少尿或无尿者，应严格限制水分摄入，防止病情加重。

三、食物选择与食疗菜肴推荐

1. 食物选择

（1）宜用食物

① 可选用植物蛋白质低的麦淀粉、玉米淀粉、土豆淀粉、藕粉、凉粉、粉皮、粉丝等，土豆、白薯、山药、芋头、莲藕、荸荠、南瓜、菱角粉等也可选用。

② 优质蛋白质食物，如奶类、蛋类、鱼类及畜禽瘦肉类。

③ 宜用植物油。

（2）忌（少）用食物

① 忌（少）用食盐和酱油。忌（少）食过咸食物，如咸鱼、咸菜、榨菜等。

② 忌（少）用含非必需氨基酸高的食品，如干豆类、豆制品、硬果类及谷类等。

③ 高血钾时应忌用含钾量高的食物，如海带、紫菜、蘑菇等。

④ 忌（少）用动物内脏、油煎炸食物等油脂类食物。

⑤ 忌（少）用辛辣刺激性食物，如辣椒、花椒、芥末、咖啡、酒等。

肾病患者的食物选择

肾病患者的食物选择归纳总结见表6-1。

表6-1 肾病患者的食物选择

食物类型	宜选择	不宜选择
主食类及豆类	麦淀粉、地瓜、粉皮、粉条、藕粉、芋头、山药等	碱水面、加盐面条、馒头、油条、烤麸、面筋、豆类及其制品
动物性食物类	蛋白、牛奶、羊奶、猪瘦肉、鱼类等	动物内脏、海鱼、蛋黄、鱼子、蟹黄等

食物类型	宜选择	不宜选择
蔬果类、菌藻类	蔬菜，如大白菜、芹菜、荠菜、莴笋、南瓜、冬瓜、黄瓜、丝瓜、苦瓜、番茄等；水果，如菠萝、荔枝、桃、梨、葡萄、苹果、西瓜等	蔬菜菌藻类，如香菜、香椿、大蒜、大葱、韭菜、海带、紫菜、香菇、蘑菇；水果，如香蕉、橙子等
副食类	白糖、蜂蜜、植物油等	腌菜、酱料、腊肉、香肠、火腿、腐乳、咖啡、茶等

2. 食疗菜肴推荐

（1）**海参木耳汤**　将泡发好的海参 2 条洗净切成小块。炒锅置于火上，倒入适量植物油，待油温四成热时下姜、蒜片炒出香味，再放入水发银耳 30g 和水发黑木耳 30g，倒入适量高汤，加料酒大火煮沸后改小火慢炖；炖煮约半个小时后放入海参，再次炖煮 15～20 分钟。起锅时放入少许葱花和香菜，加少许食盐，淋少许香油调味即可。

（2）**枸杞乌骨鸡汤**　乌骨鸡 1 只洗净切块，与枸杞子 10g 一同放入锅中，加适量清水煮至乌骨鸡软烂即可。

（3）**丝瓜炒肉**　丝瓜 300g 洗净切块；猪瘦肉 60g 切丝，放点淀粉抓匀。炒锅置于火上，放入适量植物油，加热至七成热时，放入蒜末炒香，放入丝瓜块、肉丝，翻炒片刻后，调入少许生抽和清水，焖 2～3 分钟，最后加入少许食盐即可。

（4）**山药芝麻糊**　粳米 100g 洗净，用清水泡约 1 小时，捞出沥干水分，放入锅中炒香。黑芝麻 80g 洗净，沥干水分，放入锅中炒香。将粳米、淮山药 20g、黑芝麻放入料理机打成粉。将打磨好的粉取 40g 放入锅内，加牛奶 100mL 和少许清水拌匀，用小火煮沸，再加入少许冰糖，至冰糖完全溶化即可。

（5）**绿豆汤**　将绿豆 100g 洗净放入锅中，加适量清水煮沸，再用小火煮至绿豆软烂即可。食用前可根据个人喜好加入适量白糖。

（6）**甲鱼补肾汤**　甲鱼1只洗净，去肠杂、头、爪及鳖甲，切成小块，同洗净的枸杞子、熟地黄一起放入锅中，加清水适量，文火炖熟即成。

（7）**瓜皮肉丝**　将猪瘦肉80g洗净，切成细丝，然后用水淀粉拌匀；辣椒50g去蒂和籽，洗净切成细丝；西瓜皮200g削去绿色外皮和瓜瓤，清洗干净后切成片，放入盆内，撒上少许食盐拌匀腌10分钟左右，挤去水分。炒锅置于火上，放入少许植物油，至油七成热时，放入肉丝，迅速炒散；待肉丝变色后，放入少许料酒、姜丝、葱丝，炒匀后盛出；锅中再倒入少许植物油，油热后，先放辣椒丝煸炒，再依次放入西瓜片、肉丝煸炒，最后加入少许食盐、白糖调味即可。

（8）**冬瓜排骨汤**　排骨100g洗净，放入锅中焯水，捞出沥干水分；冬瓜300g洗净去皮去瓤切块备用。砂锅中加水煮沸后，放入排骨转小火熬煮约一个半小时，再将冬瓜块放入再熬上半小时即可。

（9）**黄瓜炒蛋**　取2个鸡蛋磕进大碗搅散；黄瓜200g清洗干净后去皮切成薄片备用。炒锅置于火上，放入适量植物油，至油七成热时，加入鸡蛋液滑散，待蛋液刚凝固时，加入黄瓜片，翻炒几下，调入少许食盐即可。

（10）**嫩姜大枣粥**　嫩姜15g洗净后切碎，同6～8枚大枣和粳米60g一同放入锅中，加入适量清水熬煮成粥即可。

（11）**黑豆炖猪肉**　黑豆50g用清水浸泡一夜后（或10～12小时）备用。猪瘦肉100g洗净切片，与黑豆共同放入砂锅中，加入适量清水炖汤，至食材软烂即可。

四、一日食谱举例

慢性肾功能衰竭患者可根据自身具体情况，决定每天应该摄入多少能量。以下为总能量1200kcal、2200kcal的食谱。

1. 每日约 1200kcal 能量的慢性肾功能衰竭（非透析）患者食谱

餐次	食物名称	食物种类及其重量
早餐	牛奶	牛奶 100mL，白糖 15g
	南瓜饼	南瓜 50g，麦淀粉 50g
加餐	水果	梨子 100g
午餐	米饭	大米 50g
	黄瓜炒木耳	黄瓜 200g，水发木耳 100g
加餐	酸奶	酸奶 50g
晚餐	麦淀粉面	麦淀粉 50g，鸡蛋白 40g
	清炒大白菜	大白菜 200g
加餐	水果	苹果 100g

注：1. 成年人可根据自身特点及需要，对食谱中的各类食物做适当替换，即可以生成另一日食谱，一定要注意食物多样化。

2. 食谱中的食物重量是建议摄取量，而不一定是菜谱中制作材料的配菜重量。

3. 一天的用油量约 20g，用盐量不要超过 3g（每 5mL 酱油含约 1g 盐）。

4. 麦淀粉是将小麦粉中的蛋白质抽提分离去掉后的淀粉，不会增加肾脏负担。

2. 每日约 2200kcal 能量的慢性肾功能衰竭患者（维持性血液透析与腹膜透析）患者食谱

餐次	食物名称	食物种类及其重量
早餐	牛奶	牛奶 250mL
	肉饼	白菜 100g，猪瘦肉 40g，面粉 90g
加餐	卤蛋蛋白	蛋白 50g
午餐	米饭	大米 100g
	莴笋烧鸡丝	莴笋 200g，鸡胸脯肉 70g
加餐	水果	柚子 150g

续表

餐次	食物名称	食物种类及其重量
晚餐	白菜汤面	面条90g，大白菜200g，猪瘦肉20g
	清蒸基围虾	基围虾50g
加餐	水果	苹果100g

注：1.成年人可根据自身特点及需要，对食谱中的各类食物做适当替换，即可以生成另一日食谱，一定要注意食物多样化。

2.食谱中的食物重量是建议摄取量，而不一定是菜谱中制作材料的配菜重量。

3.一天的用油量约25g，用盐量不要超过3g（每5mL酱油含约1g盐）。

第四节　泌尿系统结石

一、什么是泌尿系统结石

泌尿系统结石可在泌尿系统的任何部位形成，是肾结石、输尿管结石、膀胱结石和尿道结石的总称，其中以肾结石最为常见。结石的种类主要有尿酸结石、磷酸钙或磷酸镁铵结石、草酸钙结石、胱氨酸结石等多种。在我国，泌尿系统结石的发病率男性高于女性，男性以尿酸结石多见，女性则以含钙结石多见。泌尿系统结石的临床表现因病因，结石大小、形状、部位、活动度，有无梗阻以及感染等而异。典型表现有疼痛、血尿，疼痛常位于肋脊角、腰部、上腹部，可向下腹部、大腿内侧、会阴部放射。疼痛可于劳动、运动、颠簸等情况而发作或加重，可为钝痛，也可为绞痛。

另外，了解食物的成酸性或成碱性对防治结石有重要意义。成碱性食物是指食物在体内代谢后生成偏碱性物质，可以碱化尿液，主要包括蔬菜、水果和乳类。成酸性食物是指食物在体内代谢后生成偏酸性物质，可以酸化尿液，主要有粮食、蛋类和富含蛋白质的肉类食物。

二、泌尿系统结石患者饮食原则

营养治疗的基本原则是多饮水；根据结石性质，调节尿液的酸碱度。多饮水可稀释尿液，是防治结石的重要措施，每天的进水量维持在2500~3000mL，使尿量大于2000mL/d。

1. 尿酸结石患者营养治疗

（1）**限制蛋白质**　由于尿酸主要是含氮物质在体内的代谢产物，所以蛋白质的供给量控制在每天0.8~1.0g/kg。

（2）**增加新鲜蔬菜、水果**　尿酸结石在碱性尿液中易于溶解，故应增加蔬菜、水果等成碱性食物的摄入量。

（3）**低能量**　尿酸结石患者多肥胖，限制能量供给，适当减轻体重，有利于控制病情。

（4）**宜、忌（少）食食物**　因粗粮生成较多嘌呤，故谷类以细粮为主，肉类的摄入量应控制在每天100g以内，鸡蛋和牛奶可适当食用。高嘌呤食物，如牛肉、猪肉、动物内脏、肉汤、沙丁鱼、蛤蜊、蟹、豆类、菜花、蕈类、酒类、浓茶、咖啡等均不宜食用。

（5）**多饮水**　尿酸结石患者宜多饮水。

2. 磷酸钙或磷酸镁铵结石患者营养治疗

（1）**低钙、低磷饮食**　每天钙的供给量应控制在700mg以下，磷1300mg以下。忌（少）食含钙丰富的食物，如牛奶、黄豆、豆腐等，以及含磷丰富的食物，如动物蛋白、动物内脏等。

（2）**多食成酸性食物**　磷酸钙或磷酸镁铵结石在酸性尿液中易于溶解，故应多食用米、面等成酸性食物。

（3）**多饮水，避免摄取过多的维生素C**　磷酸钙或磷酸镁铵结石患者宜多饮水，避免摄取过多的维生素C。

3. 草酸钙结石患者营养治疗

草酸钙结石患者应尽量避免食用含草酸的食物，如菠菜、番茄、芹菜、红茶等，还要尽量避免食用含钙的食物如牛奶。草酸钙结石主要在酸性尿中形成，但是要碱化尿液又要多吃蔬果和牛奶，所以可将含草酸高的蔬菜焯水后食用，以去掉草酸；牛奶可适量饮用但不宜过多。另外，草酸钙结石患者必须多饮水，忌服大量的维生素 C。补充维生素 B_6 可减少草酸钙结石。

4. 胱氨酸结石营养治疗

（1）低蛋白饮食 严重时可采用低蛋氨酸饮食。

（2）限制成酸性食物，多食成碱性食物 减少动物肉类的摄入，增加蔬菜、水果的摄入。调节尿液酸碱度，使尿液略呈碱性。

（3）多饮水 胱氨酸结石患者宜多饮水。

三、食物选择与食疗菜肴推荐

1. 食物选择

（1）宜用食物

① 尿酸结石患者宜吃蔬菜、水果、牛奶等成碱性食物；宜吃低嘌呤类的食物，如玉米粉、麦片、藕粉、蛋类、胡萝卜、芹菜、黄瓜、茄子、莴笋、南瓜、豇豆等。

② 磷酸盐结石患者宜吃成酸性食物，如米面类。

③ 宜清淡饮食，多饮水。

（2）忌（少）用食物

① 草酸钙结石患者避免食用草酸含量较高的食物，如荸荠、苋菜、菠菜、韭菜、香椿、青蒜、秋葵、茭白、洋葱、芹菜、竹笋、毛豆、甜菜、龙须菜、芦笋、红茶、可可、巧克力等。

② 尿酸结石患者忌吃含嘌呤多的食物，如家禽肉类、甲壳动物、扁豆、鱼、红茶、咖啡等。

③ 胱氨酸结石患者忌（少）食富含蛋白质的食物，如动物肉类、蛋类等。

④ 磷酸钙或磷酸镁铵结石患者忌（少）食含钙丰富的食物，如牛奶、黄豆、豆腐等，忌（少）食含磷丰富的食物，如动物蛋白、动物内脏等。

2. 食疗菜肴推荐

（1）**西瓜汁**　新鲜成熟的西瓜 200g，取瓤直接榨汁饮用。

（2）**苦瓜排骨黄瓜汤**　排骨 100g 焯水，黄瓜 100g 洗净切滚刀块，苦瓜 100g 去籽洗净切滚刀块备用。把焯过水的排骨冲干净放入砂锅，加入适量清水煮开，然后放几滴醋，放几片姜，水开后改小火炖至排骨熟透，再将苦瓜、黄瓜放进去炖约 20 分钟即可。

（3）**黄花菜饮**　黄花菜 30g 洗净，放入锅内，加入适量清水，用大火煮沸后，转用小火煮半个小时，去渣留汁，加入少许白糖调味即可。

（4）**藕节甘草汁**　藕节 250g、甘草 50g。将藕节和甘草捣烂取汁，加温开水冲服，有凉血止血作用，适用于尿路结石伴血尿者。

（5）**鸡内金粥**　将鸡内金 10g 研成粉，同赤小豆 20g 和粳米 60g 放入锅中，加适量清水熬煮成粥，后调入少许白糖即可。

（6）**糖醋面筋**　将水面筋 100g 用手撕成小块，放入凉水中泡 2 小时；青椒 100g 斜切成丝备用。大火烧开锅中的水，放入泡好的面筋，稍煮片刻捞起，沥干水分备用。取一只碗倒入香醋、白糖拌匀，调成糖醋汁。大火烧热炒锅，加入适量植物油，至八成热时，先放入青椒丝，炒出香味，再放入面筋，淋上糖醋汁，快速翻炒均匀即可。

（7）**番茄甜饮**　番茄 200g 洗净放入开水烫几秒后，去皮去蒂，切成小块投入榨汁器榨成汁，倒入杯中，加少许白糖即可。

（8）**葡萄姜蜜茶**　新鲜葡萄 150g 打成汁；将生姜 20g 切成薄片，用温水浸泡，去渣留汁，即为生姜汁。将葡萄汁、生姜汁与蜂蜜搅拌均匀即可。

（9）**西瓜翠衣饮**　西瓜鲜外皮（称西瓜翠衣）200g，洗净切碎，加水适量煎煮 15 分钟，待凉后去渣取汁，加白糖适量，代茶饮。

（10）**酸梅汤**　乌梅 50g、桂花 5g、水 1000～1500mL。将乌梅用水浸泡半小时，煎煮 15 分钟后放入桂花，再煮沸 1～3 分钟后过滤取汁，加入白糖适量和食盐少许，待冷后代茶饮。

（11）**双花茶**　金银花（又名双花）10g、绿茶 3～5g，开水浸泡，代茶饮。

（12）**菊花茶**　白菊花 10g，开水浸泡，加冰糖适量，代茶饮。

（13）**薄荷凉茶**　鲜薄荷叶 10g、绿茶 3～5g，开水浸泡，加白糖适量，待凉后饮用。

四、一日食谱举例

由于结石的形成原因复杂，结石的性质也较难确定，且通过饮食控制难度较大。结石患者的食谱制定可直接参照普通人的平衡膳食，合理搭配。值得一提的是，结石患者一定要多饮水。

第六章

血液系统疾病与营养

第一节 缺铁性贫血

一、什么是缺铁性贫血

缺铁性贫血是常见的营养缺乏病，是世界公认的公共营养问题，也是我国主要公共营养问题。缺铁性贫血也称小细胞低色素性贫血，是贫血中最常见的类型。造成缺铁性贫血的主要原因是食物铁摄入不足、铁吸收利用障碍、铁丢失过多。缺铁性贫血的常见症状有疲乏无力、易疲倦、抗感染能力下降、心慌、活动后气短、眼花、耳鸣、纳差等。严重贫血患者可出现面色苍白、口唇黏膜和眼睑结膜苍白、肝脾轻度肿大、异食癖等。

继发于其他疾病的缺铁性贫血以治疗原发疾病为主。由膳食因素造成的轻度贫血患者常可通过饮食调整来改善症状，重度贫血患者可在医生的指导下合理补充铁剂，并配合饮食来改善症状。

二、缺铁性贫血患者饮食原则

1. 适宜能量

缺铁性贫血患者能量供给应满足机体正常需要。应供给充足的蛋白质，适量脂肪和碳水化合物。

2. 增加膳食铁的摄入量

膳食中的铁分为血红素铁和非血红素铁。血红素铁主要存在于动物性食物，如肉类、肝脏、动物血制品中，吸收率较高；非血红素铁主要存在于植物性食物中，吸收率低。因此，缺铁性贫血患者补铁应以富含血红素铁的肉类、动物肝脏、动物血制品等动物性食物为主。值得注意的是，牛奶、蛋类并不是补铁的良好食物，因为牛奶为贫铁食物；蛋类虽然含铁较多，但其所含的铁多与卵黄高磷蛋白结合，可抑制铁的吸收。另外，补铁的同时应避免与钙剂和锌剂同时应用。

3. 增加维生素 C 的摄入量

维生素 C 在肠道能将三价非血红素铁还原为二价血红素铁，并促进食物中铁的吸收。若将富含维生素 C 的柠檬、橘子、柿子椒、西红柿等食物和富含铁的食物一起食用，可使铁的吸收率提高 2～3 倍，甚至更高。其他维生素如维生素 B_{12}、叶酸、维生素 A、维生素 E、维生素 B_2 等也应供给充足。

4. 膳食纤维应适量

膳食纤维摄入量不宜过多，因为膳食纤维能与铁离子结合成不溶性的铁盐而干扰铁的吸收。

5. 纠正不良的饮食习惯

纠正如偏食、挑食、长期素食及过度减肥等不良饮食习惯。餐次安排可根据患者状况而定，一般一日三餐，对食欲较差或食量较小者可采用少量多餐的方式，安排 2～3 次加餐，以保证营养素的摄入。

6. 避免含草酸高的食物摄入

草酸可减少食物中铁的吸收，含草酸较高的空心菜、菠菜、茭白等可焯水后再食用。

7. 其他

应减少咖啡和浓茶的摄入，咖啡和浓茶中的多酚类物质，可减少食物中铁的吸收。尽量用铁制炊具烹制食物。避免钙剂、锌制剂、抗酸剂、四环素同时和铁制剂服用，以免影响铁的吸收。

三、食物选择与食疗菜肴推荐

1. 食物选择

（1）宜用食物

① 宜选择含铁丰富的食物，如畜禽瘦肉、动物肝脏、动物血、海带、木耳、龙须菜、紫菜、香菇、大豆及豆制品等。

② 宜选择含维生素 C 丰富的食物，如西红柿、柿子椒、柠檬、橘子、猕猴桃、酸梨、酸枣等。

③ 可适当选用铁强化食物，如铁强化酱油和奶粉等。

（2）忌（少）用食物

① 忌（少）食含草酸较高的空心菜、菠菜、茭白等食物；少食用全谷类食品，选择全谷类食品时尽量选用发酵食品。

② 忌（少）食咖啡和浓茶。

2. 食疗菜肴推荐

（1）冬菜炒鲜蚕豆　鲜蚕豆 100g 剥去皮，洗净；冬菜 100g 洗净，切成碎末备用。炒锅置于火上，放适量植物油烧至七成热，将蚕豆和冬菜末放入急炒，炒熟时加入酱油、白糖调味，再略炒几下即可。

（2）木耳炒鱿鱼　黑木耳（干）10g 用清水浸软，洗净，撕成小片；胡萝卜 50g 洗净切成丝；鲜鱿鱼 100g 洗净，在背上斜刀切花纹，入沸水中稍焯一下，沥干水分，加入食盐、料酒、生抽腌制一会儿。炒锅置于火上，放入适量植物油，下蒜末、姜末炒出香味，再放入胡萝卜丝、黑木耳、鱿鱼炒匀装盘，最后撒上葱段、芝麻即可。

（3）胡萝卜炖牛腩　胡萝卜 150g 去皮洗净，切成块；生姜切片，香葱切段；牛腩 200g 洗净，切厚片。牛腩放入开水中煮 5 分钟后取出，用清水冲去血沫后，再放入开水中煮 10 分钟，捞出牛肉备用，牛肉汤留用。炒锅置于火上，油六成热时，下姜片、葱段煸炒出香味，再调入辣豆瓣酱、番茄酱、白糖，然后加入牛腩爆炒片刻，烹入料酒，倒入牛腩汤用大火烧开，水开后再改慢火煮 30 分钟；牛肉煮至八分熟后加入胡萝卜块，继续煮至牛肉和胡萝卜都熟透即可。

（4）**红烧豆腐丸子**　豆腐 100g 捣烂，加肉末 100g 和少许海米、葱末、食盐、淀粉搅拌均匀，做成大丸子，入热油中炸好，捞出沥油。五花肉 150g 切块，放入油锅中，制成红烧肉，放入海带丝，继续炖 1 小时再加入豆腐丸子，用小火炖 1 小时出锅即可。

（5）**豆腐木耳猪肉丸**　猪肉糜（肥 3，瘦 7）200g 先用料酒、白糖、酱油和香油腌制 10 分钟；水发木耳 60g 切成小碎末，和猪肉糜一起再次剁碎；豆腐 200g 用手捏碎，放入剁好的猪肉和木耳，打入一只鸡蛋，放入食盐和香油，全部搅拌均匀。炒锅置于火上，放入适量植物油，至油五六成热时转小火，用虎口挤出丸子放入锅中，炸至金黄捞出。另取一口锅，锅加入少量清水，再将丸子加入稍煮片刻，最后加入少许水淀粉勾芡即可。

（6）**酸辣猪血豆腐汤**　将猪血 150g、豆腐 150g 切成小块，豌豆 60g 洗净备用。炒锅置于火上，放入清汤，煮沸后，加入猪血、豆腐、豌豆煮 2～3 分钟，再加入适量花椒、辣椒末、食盐、香醋、料酒、胡椒粉、香油，最后用湿淀粉勾芡即可。

（7）**龙眼瘦肉粥**　将龙眼 30g、猪瘦肉 30g、粳米 80g 洗净同煮，煮至浓稠，食用前可加适量食盐。

（8）**莲藕焖肉**　肋条肉 150g 洗净，均匀切块，开水余烫 5 分钟，捞出沥水备用。莲藕 250g 去皮，切成小块，放置清水中。大葱切段，香葱切末，生姜切片。炒锅置于火上，放适量植物油和冰糖，小火炒糖浆，直至深褐色。放葱段、姜片煸炒出香味，再倒入肋条肉煸炒，翻面，直至肉身全部上色均匀。放入藕块翻炒均匀，再下辣椒、八角炒匀。依次加料酒、老抽翻炒均匀，最后加入开水，直至淹没肉。大火煮开，小火焖煮 40 分钟，再转中火收汁，加适量食盐，出锅前撒点葱花即可。

四、一日食谱举例

缺铁性贫血患者可根据自身具体情况，决定每天应该摄入多少能量。以下为每日约 2200kcal 能量的成人缺铁性贫血患者食谱。

餐次	食物名称	食物种类及其重量
早餐	麻酱豆腐脑	芝麻酱 30g，豆腐脑 120g
	肉饼汤	猪瘦肉 60g，香菇 15g
	馒头	面粉 100g
加餐	果汁	柠檬 50g
午餐	米饭	大米 120g
	黑木耳炒猪肝	水发黑木耳 60g，猪肝 30g
	青椒牛柳	青椒 80g，牛里脊肉 40g
	丝瓜毛豆	丝瓜 100g，毛豆 20g
加餐	果汁	橙子 150g
晚餐	米饭	大米 100g
	白菜炒肉片	白菜 120g，猪瘦肉 20g
	紫菜蛋汤	水发紫菜 60g，鸡蛋 20g
	红烧黄辣丁	莴笋 50g，黄辣丁 90g

注：1.成年人可根据自身特点及需要，对食谱中的各类食物做适当替换，即可以生成另一日食谱，一定要注意食物多样化。

2.食谱中的食物重量是建议摄取量，而不一定是菜谱中制作材料的配菜重量。

3.一天的用油量约20g，用盐量不要超过5g（每5mL酱油含约1g盐）。

第二节　巨幼细胞贫血

一、什么是巨幼细胞贫血

巨幼细胞贫血是指由于叶酸和（或）维生素 B_{12} 缺乏或其他原因引起的 DNA 合成障碍所致的一类贫血。常见于幼儿期，也见于妊娠期及哺乳期妇女，其他年龄较少见。偏食或过长时间烹煮食物、自身免疫病、胃肠道疾病及肿瘤等，是该病的高危因素。根据缺乏物质的种类，该病病因可分为叶酸缺乏、维生素 B_{12} 缺乏及叶酸和维生素 B_{12} 同时缺乏三种。

该病起病缓慢，常有面色苍白、乏力、易倦、耐力下降、头晕、恶心、厌食、活动后心悸气短、头发细黄而稀疏。重者可有轻度黄疸，同时可有白细胞和血小板减少，患者常伴有感染和出血倾向。

二、巨幼细胞贫血患者饮食原则

1. 适宜能量

巨幼细胞贫血患者能量供给应满足机体正常需要。应供给充足的蛋白质，适量脂肪和碳水化合物。

2. 注意补充叶酸、维生素 B_{12} 和维生素 C

叶酸广泛存在于动植物性食物中，富含叶酸的食物为动物的肝肾、鸡蛋、豆类、绿叶蔬菜、水果及坚果类。维生素 B_{12} 主要存在于动物性食物中，主要食物来源为肉类、动物内脏、鱼、禽、贝壳类及蛋类，植物性食物基本不含维生素 B_{12}。维生素 C 可促进叶酸吸收，应多补充含维生素 C 丰富的新鲜蔬菜和水果。

3. 注意微量元素铁、锌、钴的补充

可以多选用动物肉类及海产品等。

4. 纠正不良的饮食习惯

不挑食，不偏食，一日三餐。对食欲较差或食量较小者可采用少量多餐的方式，安排 2～3 次加餐，以保证营养素的摄入。

5. 其他

对于巨幼细胞贫血小儿，要保证奶类充足，及时添加辅食，如水果、蔬菜、动物肝脏和肉类等，并重视饮食卫生，防止肠道细菌性传染病和寄生虫病。避免酒、浓茶、咖啡。避免抗惊厥药、口服避孕药、阿司匹林等影响叶酸吸收的药物同时使用。

三、食物选择与食疗菜肴推荐

1. 食物选择

（1）**宜用食物**　宜食富含维生素 B_{12} 的食物，如动物肉类、动物肝肾、奶类、鱼、禽、贝壳类、蛋类、豆类等，富含叶酸的食物如牛肝、绿叶蔬菜、柑橘、番茄、菜花、西瓜、香蕉等。

（2）**忌（少）用食物**　忌酒、浓茶、咖啡。

2. 食疗菜肴推荐

（1）**蔬菜海鲜汤**　鲜虾仁 60g 切段，鳕鱼肉 100g 切成片，胡萝卜 20g、洋葱 20g 均切成大小相仿的片或块，菠菜 30g 洗净备用。取锅置于火上，先将洋葱炒出香味盛出，再加入鳕鱼片、鲜虾仁、胡萝卜略炒片刻，加入料酒去腥，然后加入适量清水，先用大火烧开，再改小火煨烧约 5 分钟后加食盐、胡椒粉调味。最后，汤中加入菠菜和炒好的洋葱烧开即可。

（2）**西红柿瘦肉汤**　将猪肉 60g 切成小薄片，加少量食盐搅拌；将番茄 200g 洗净，切成橘瓣状的块。汤锅置于火上，先放少许植物油，再加高汤烧开后，放入肉片，稍煮一会，放入番茄，烧开撒入少许葱花即可。

（3）**鲜虾西蓝花小炒**　鲜虾 100g 去壳去虾线，洗净，沥干水分后，加入少许食盐，充分抓匀，腌制 10 分钟；蒜瓣切片；西蓝花 100g 洗净，掰（或切）

成小朵；胡萝卜 50g 去皮洗净，切成菱形片；鲜香菇 20g 洗净切片。炒锅中烧开水，放入西蓝花，焯煮 1 分钟，捞出沥干水分。炒锅再置于火上，倒入适量植物油，烧至五成热，下入虾仁，小火滑炒至变色盛出。底油继续加热，下入蒜片炒香，放入胡萝卜翻炒几下，倒入鲜香菇翻炒一两分钟，倒入西蓝花，调入食盐和生抽，最后倒入虾仁翻炒均匀即可。

（4）**葱油豆干拌莴苣丝** 莴苣 150g、豆干 100g 切丝，香葱切末。莴苣丝加少许盐抓匀腌 10 多分钟。炒锅置于火上，加适量清水烧开，把豆干丝放入，焯水。锅里放入适量植物油，烧至五成热，把葱花倒入做成葱油。然后莴苣丝稍微挤去些水分，与沥干水分的豆干丝放一起，加适量食盐、白糖、芝麻，把葱油淋上，拌匀即可。

（5）**芝麻花生拌菠菜** 将白芝麻 20g 和花生 20g 分别炒熟，花生碾碎，菠菜 300g 在淡盐水中焯水，沥干水分备用。将焯水后的菠菜切成小段，拌入鸡汤和生抽，撒上熟白芝麻和花生碎即可。

（6）**鱼片山药汤** 山药 100g 削皮切成小三角块，三文鱼 100g 切片，枸杞子 20g 洗净泡发。山药、枸杞子放入高汤内，用大火煮开后，放入食盐调味，改用中小火煮 12～15 分钟；煮至山药熟软，放入三文鱼片续煮 2 分钟即可。

（7）**翡翠鱼羹** 嫩豆腐 100g 切小块；黄鱼约 150g 切片；少许生姜切片；雪里蕻 30g 切碎；竹笋 20g 切成丝。用水煮姜片，待水开后续煮 1 分钟，捞起姜片；放入黄鱼、雪里蕻、嫩豆腐、竹笋，煮开后，放适量的食盐，再以淀粉勾芡即可。

（8）**猕猴桃黄瓜饮** 黄瓜 150g 洗净去籽，切成块；猕猴桃 150g 去皮切块。切好的黄瓜和猕猴桃一起放入榨汁机，加入矿泉水，搅拌成果汁（不要过滤去渣），适当加入蜂蜜即可饮用。

四、一日食谱举例

巨幼细胞贫血患者可根据自身具体情况，决定每天应该摄入多少能量。以下为每日约 2200kcal 能量的成人巨幼细胞贫血患者食谱。

餐次	食物名称	食物种类及其重量
早餐	牛奶	牛奶 250mL
	花卷	面粉 100g
	卤鹌鹑蛋	鹌鹑蛋 50g
加餐	水果	圣女果 150g
午餐	米饭	大米 120g
	西红柿炖牛肉	西红柿 120g，牛肉 50g
	麻婆豆腐	豆腐 100g
	鱼片山药汤	山药 120g，三文鱼 70g
加餐	水果	芒果 100g
晚餐	米饭	大米 100g
	凉拌菠菜	菠菜 80g，花生 30g
	青椒炒肉	青椒 70g，猪瘦肉 50g
	菌菇蔬菜汤	大白菜 30g，胡萝卜 10g，卷心菜 10g，柳松菇 20g，金针菇 30g，西芹 10g

注：1.成年人可根据自身特点及需要，对食谱中的各类食物做适当替换，即可以生成另一日食谱，一定要注意食物多样化。

2.食谱中的食物重量是建议摄取量，而不一定是菜谱中制作材料的配菜重量。

3.一天的用油量约20g，用盐量不要超过5g（每5mL酱油含约1g盐）。

第七章

内分泌疾病与营养

第一节　甲状腺功能亢进症

一、什么是甲状腺功能亢进症

甲状腺功能亢进症（简称甲亢）是指各种原因导致甲状腺功能亢进、分泌激素增多或因甲状腺素在血液循环中的水平增高所致的一组内分泌疾病。本病起病缓慢，多为女性，男女比例为1：（4～6），以20～40岁人群多见。临床上多表现为高代谢综合征、甲状腺肿大和伴有不同程度的突眼症。

本病起病缓慢，少数患者在精神刺激后可急剧发病。患者神经过敏，易激动，舌和双手平伸试验有细震颤，失眠，焦虑，多疑，思想不集中。患者可出现怕热、多汗、皮肤温暖湿润症状，也常出现低热、心悸、食欲亢进、体重下降的现象，易乏力，工作效率低。患者的甲状腺可呈弥漫性对称性肿大，质软，吞咽时上下移动，并呈现双眼突出。患者心率加快，皮肤可出现紫癜，有贫血症状。女子可出现月经减少、闭经的现象，男子则出现阳痿，少数可出现乳房发育。

二、甲状腺功能亢进症患者饮食原则

除药物治疗外，甲状腺功能亢进症患者的饮食原则为"三高一忌"，即指

高能量、高蛋白、高维生素饮食，忌碘饮食，适量给予钙、磷补充。

1. 保证能量供给

每天给予患者充足的碳水化合物，能够纠正过度的能量消耗，防止体重继续下降，增加体重。患者每天能量供给可比正常时增加 50%～70%，以满足过量的甲状腺素分泌引起的能量代谢增加。

2. 保证蛋白质供给

患者由于甲状腺功能亢进，机体极易出现负氮平衡，需增加蛋白质的供给，患者每日蛋白质的摄入量应在 1.5g/kg 以上，蛋白质摄入总量在每日 100g 或更高，并保证优质蛋白质的摄入量占总量的 1/3 左右。

3. 增加碳水化合物摄入和适量摄入脂肪

增加碳水化合物供给以满足机体对能量的需要，能起节约蛋白质的作用，碳水化合物通常占总能量的 60%～70%。脂肪的供给量与正常人相同。

4. 充足的维生素供给

由于高代谢消耗能量而消耗大量的酶，患者体内多种水溶性维生素容易缺乏，尤其是 B 族维生素。维生素 D 是保证肠钙、磷吸收的主要物质，应保证其充足供给。同时患者要注意补充维生素 A 和维生素 C。因此，患者应多食动物肝脏、新鲜绿叶蔬菜，必要时补充维生素类制剂。

5. 适当的钙、磷摄入

为了防止骨质疏松症及其并发的病理性骨折，患者应适量增加钙、磷的摄入，特别是对于症状长期不能控制和老年甲状腺功能亢进症患者。

6. 适当增加餐次

由于每日能量供给量增加，为了避免一次性摄入过多的食物，患者应适当增加餐次，在每日三餐外，还可以在两餐间增加点心或富含营养素的食物，以改善机体的代谢紊乱现象。

7. 增加水的摄入量

患者由于出汗较多,应多饮水以补充身体丢失的水分。患者每日饮水量应在 3000mL 以上。

8. 忌用含碘量高的食物和含碘药物

患者应忌用含碘量高的食物,如海带、海鱼、海虾、紫菜等海产品和发菜,对各种含碘的造影剂也应慎用。

9. 食物应清淡易消化

患者应禁食具强烈刺激性的食物,如浓咖啡、浓茶、白酒,少食辛辣食品,如辣椒、葱、姜、蒜等。患者还应饮食有规律,避免暴饮暴食,注意饮食卫生。

三、食物选择与食疗菜肴推荐

1. 食物选择

(1)宜用食物 宜选用各种含淀粉的食物,如米饭、面条、馒头、粉皮等;优质蛋白食物,如瘦肉、牛奶、鸡蛋、淡水鱼、鸡肉等;各种新鲜蔬菜、水果及菌类,如胡萝卜、番茄、芹菜、白菜、冬瓜、橘子、苹果、银耳、香菇等。

(2)忌(少)用食物

① 忌含碘量高的食物,如海鱼、海虾、海带、发菜、紫菜等及其他海产品。

② 忌用加碘食盐等。

③ 忌(少)食用容易引起兴奋的食物,如浓茶、咖啡、辣椒、生葱、花椒、生蒜等。

④ 忌酒。

2. 食疗菜肴推荐

（1）**牛肉胡萝卜炒面** 芦笋 50g 洗净，先切去老根，再切成丁；胡萝卜 50g 洗净切丁；牛肉 60g 切成丝；鸡蛋 1 只磕入碗中打散；香葱切末。锅内放水烧开，水开后先下胡萝卜丁，然后下芦笋丁一起焯水，干拌面 100g 放入盆中用开水泡 3～5 分钟就捞出来备用。炒锅置于火上，内放适量植物油，油热后放鸡蛋炒成碎蛋盛出来，锅内留底油，放葱花爆出香味，放牛肉丝至变色，然后放胡萝卜丁和芦笋丁翻炒均匀，再放入面条，用筷子翻炒均匀，最后加炒熟的鸡蛋，调入适量食盐、酱油炒匀即可。

（2）**玉米面鸡蛋饼** 将玉米面 100g 和面粉 100g 放入盆中混合均匀后，加入温水，再打入一个鸡蛋，顺一个方向调成面糊。平底不粘锅中放少许植物油，油热后把面糊倒入平底锅中，待玉米饼煎至一面金黄后翻面，继续小火烙至两面呈金黄色即可。

（3）**香蕉薄饼** 香蕉 100g 去皮放入盆中捣成泥，鸡蛋 1 只打匀放入捣成泥的香蕉中，加面粉 100g，加适量清水、葱花、食盐搅匀调成面糊。炒锅烧热，放入少许植物油，将面糊倒入锅内，摊薄，两面煎至金黄色即可。

（4）**二米面发糕** 将红小豆 50g 淘洗干净，煮熟备用。面粉 200g 加鲜酵母和较多的温水和成稀面糊，静置发酵。待发酵后加入小米面 100g 和成软面团再发酵。将蒸锅内的水烧开，铺上屉布，把和好的面团先放入 1/3，用手蘸清水轻轻拍平；将煮熟的红小豆撒上 1/2，铺平；再放入剩余面团的 1/2 拍平；将余下的红小豆放上铺平；最后将面团全部放入，用手拍平，盖严锅盖，用旺火蒸 15 分钟即成。

（5）**肉末粉丝煲** 将猪瘦肉 100g 绞成肉末，加食盐及料酒少许，搅上劲；香葱、生姜切末；粉丝 100g 用沸水浸泡至软。炒锅置于火上，下入植物油，油热时倒入肉末、姜末及一些葱花，煸炒至肉末松散成熟；略加些清水，加入少许料酒、酱油、白糖、胡椒粉调好味，放入粉丝。至沸腾，用干淀粉调成的芡汁勾芡，盛入煲中；再撒上葱花、红椒粉，淋上香油，将煲置于火上，待煲烧沸即可。

（6）**桃酥豆泥** 取适量扁豆 100g 入沸水煮 30 分钟后去外皮，再将豆仁蒸至烂熟，取出捣成泥。核桃 50g 研碎，芝麻 20g 炒香研成粉备用。炒锅置于火上，加入少许植物油，油热后将扁豆泥翻炒至水分将尽，放入芝麻粉、核桃碎、白糖，持续翻炒至白糖溶化即可。

（7）**洋葱牛肉炒饭** 牛肉 50g 切成碎粒，把牛肉粒放入盛器中，加蛋清、酱油、食盐、白糖、五香粉、生粉搅拌上浆；洋葱 100g 切碎；鸡蛋 1 只打匀备用。在滑过油的热锅中加入适量植物油，烧至四成热，放入牛肉粒至熟捞出。锅内留少许底油，放入打散的蛋液炒散，再放入洋葱略炒。放入米饭 200g 炒匀后，再加入滑过油的牛肉粒、红椒粒炒香。放入适量食盐、胡椒粉将米饭炒出香味，撒上葱花即可。

（8）**韭菜合子** 韭菜 300g 择洗干净，沥干水分，切成末，放入盆内。将鸡蛋 2 只磕入碗内，搅匀。炒锅置于火上，烧热后倒入花生油，油六成热时，把蛋液倒入，炒熟离火，用铲子铲碎后，盛入盆内。将泡发好的粉丝 100g、海米 30g、木耳 30g、腐竹 30g 洗净剁碎放入盆内。将生姜洗净切成末，放入盆内，然后再加食盐、香油、料酒拌均匀。将 200g 面粉放入盆内，用温水和成面团，再放在案板上揉光，做成 25g 一个的面剂，擀成薄饼，在饼上放一层馅，再盖上一个饼，把周围捏紧，如此重复直到面团全部做成菜合。将平底锅置于火上，锅底抹一层花生油，烧至七成热时，将做好的菜合放入，烙至两面金黄即可。

（9）**芝麻酱拌面** 黄瓜 60g、胡萝卜 30g 洗净切成细丝，过一下热水；生姜、蒜瓣切成片；鸡蛋 1 只打碎，放入食盐搅拌，煎成蛋皮切细丝。锅中倒入适量清水，放入姜片、蒜片和鸡腿肉 50g，煮 10 多分钟至熟透，晾凉后，将鸡腿肉撕成细丝。汤锅里倒入足量清水煮沸，放入面条 150g，大火煮开后，倒入半碗凉水，再次煮沸。煮熟的面条用凉开水冲下，沥干水分，倒入少量香油搅拌，以免粘连；将面盛入碗中，放上准备好的各种细丝，淋上芝麻酱汁，撒上酱油、食盐、香醋调好味，也可根据自己的口味，加点辣椒酱，搅拌均匀即可。

（10）**红糖馒头** 将面粉 150g、全麦粉 100g、红糖 50g、牛奶 200g，与

适量酵母粉一起加入盆中搅拌均匀，和面至面团表面光滑，盖好湿布进行发酵。当面团涨大到两三倍大即可，取出发好的面团，擀开成大面片，在上面撒上一层红糖粉再卷起来切成馒头状，进行二次发酵，等到馒头明显涨大再开火。水烧开后将馒头上屉，转为中火蒸 12 分钟左右即可。

（11）**南瓜鸡肉饭**　洋葱 50g 切碎，南瓜 50g 切块，鸡腿肉 60g 切丁，鲜香菇 30g 切块。炒锅置于火上，放少许植物油，爆香洋葱碎；加入鸡腿肉丁炒至变色；加入南瓜和香菇块稍微拌炒，关火；加食盐、酱油调味，拌匀；大米 100g 洗净加少许清水放入电饭锅内，将洋葱、南瓜、鸡腿肉、鲜香菇拌入电饭锅内，按煮饭程序煮熟即可。

（12）**紫甘蓝乳酪烩米饭**　紫甘蓝 120g 切丝，洋葱 50g、鲜虾仁 60g 切碎。炒锅置于火上，放适量黄油煸香部分洋葱碎，加入粳米 100g 不断翻炒 2 分钟，喷入少许白葡萄酒，再加水没过粳米，用中火加热 20 分钟，用勺子不停搅拌，至米煮熟。另取一只炒锅置于火上，加入适量橄榄油，油热后将剩余的洋葱碎、鲜虾仁碎放入锅中翻炒 2 分钟，再放入紫甘蓝丝翻炒 5 分钟，将煮熟的米饭放入锅里炒匀，加入奶酪 20g，再加少许食盐和白胡椒粉略微调味即可。

（13）**美味土豆饼**　土豆 300g 去皮，直接擦成丝放到水里，这样可防止土豆变色。加适量孜然、咖喱粉、食盐到土豆丝里入味，再加入面粉 100g，拌成均匀的糊状，加些葱花拌匀。平底锅加少许植物油，置于火上，摊入适量的土豆面糊晃匀，中火加热 3 分钟，翻转一面，继续加热 3 分钟。待土豆饼金黄熟透即可。

（14）**南瓜馒头**　南瓜 200g 切成小片，用微波炉高火 4 分钟加热至软烂，压成南瓜泥，和到 150g 面粉里，加少许白糖和适量酵母，直到面发到原来的二三倍。把面团揉成馒头，再醒半小时以上，入蒸锅蒸 10 分钟即可。

四、一日食谱举例

甲亢患者可根据自身具体情况，决定每天应该摄入多少能量。以下为每日约 3000kcal 能量的甲亢患者食谱。

餐次	食物名称	食物种类及其重量
早餐	豆浆	豆浆 300mL
	花卷	面粉 90g
	煮鸡蛋	鸡蛋 50g
加餐	水果	香蕉 100g
	蛋糕	面粉 50g，鸡蛋 20g
午餐	米饭	大米 100g
	红烧牛仔骨	带骨牛肉 150g
	醋熘土豆丝	土豆 90g
	丝瓜炒蛋	丝瓜 150g，鸡蛋 50g
加餐	水果	芒果 150g
	面包	面粉 50g
晚餐	米饭	大米 90g
	香菇青菜	青菜 120g，香菇 30g
	鸡丝豆芽汤	豆芽 120g，鸡胸脯肉 50g
	红烧鱼块	鲩鱼 100g
加餐	牛奶	牛奶 250mL
	饼干	面粉 50g

注：1.成年人可根据自身特点及需要，对食谱中的各类食物做适当替换，即可以生成另一日食谱，一定要注意食物多样化。

2.食谱中的食物重量是建议摄取量，而不一定是菜谱中制作材料的配菜重量。

3.一天的用油量约35g，用盐量不要超过10g（每5mL酱油含约1g盐）。

第二节 骨质疏松症

一、什么是骨质疏松症

骨质疏松症是由各种原因引起的一组骨病，其特点为单位体积内骨组织量减少和骨组织微观结构破坏，导致骨的脆性和骨折危险性增高的全身性骨骼疾病。随着世界人口老龄化趋势的增强，骨质疏松症发病率已跃居世界各种常见病的第七位。

骨质疏松症主要分为原发性骨质疏松症、继发性骨质疏松症和特发性骨质疏松症三种。原发性骨质疏松症是随年龄增长而出现的骨骼生理性退行性病变；继发性骨质疏松症是由其他疾病如内分泌疾病、血液病、长期卧床等继发的；特发性骨质疏松症多见于8～14岁青少年，常伴有遗传家族史。骨质疏松症主要是由于骨吸收增加，骨质破坏引起。主要症状是骨痛，尤以腰背痛最常见，其余依次为膝关节、肩背部、手指、前臂、上臂痛。主要并发症是骨折，以椎体骨折最常见，而髋部骨折危害最大。

二、骨质疏松症患者饮食原则

骨质疏松症的预防比治疗更为重要。个体应自幼年起注意平衡膳食和积极运动。营养膳食调整和补充对骨质疏松症的防治有重要意义。人在35岁以前，骨代谢非常旺盛，摄入体内的钙很快被吸收进入骨骼中沉淀，骨骼生成迅速，骨钙含量高。40岁以后，由于胃肠道功能逐渐减退，钙的吸收减少而流失增加，体内的钙呈负平衡。45岁以后，每10年骨骼脱钙率为3%。如果在35岁以前让骨骼尽量储存更多的钙，对预防和减轻骨质疏松症具有重要意义。

1. 供应充足的钙

成人每日需要从食物中摄入800mg钙，老年人和更年期后的妇女每天摄入钙 800mg 能满足其维持骨健康的需要。患者要常吃含钙量丰富的食物，如奶类、奶制品、排骨、脆骨、虾皮、海带、发菜、木耳、核桃仁等。如果患者饮食中钙摄入不足，可通过钙制剂来补充钙，但总钙摄入量不超过 2000mg/d。

2. 适量蛋白质

蛋白质摄入不足可能是导致营养不良儿童出现骨骼生长迟缓和骨质量减少的重要原因。但每日蛋白质摄入量超过 100g，可促进体内尿钙排出，导致负钙平衡。因此，患者要适量摄入蛋白质，可选用牛奶、鸡蛋、鱼类、畜禽瘦肉、豆类及豆制品等富含优质蛋白的食物。

3. 注意补充脂溶性维生素

维生素 D 不仅可以提高骨密度，也可提高骨强度。维生素 A 对骨骼钙化有利。因此，患者应多吃富含维生素 D 和维生素 A 的食物，如牛奶、鱼类、虾蟹、蛋黄等，以及深绿色、黄红色蔬菜和水果。必要时，可口服鱼肝油制剂。多晒太阳是促进体内合成维生素 D 的最好方式。

4. 适量摄入磷

由于动物实验发现补充大量磷可致实验性骨质疏松症，因此患者每日从食物中摄入 1250mg 磷为宜。因动物内脏含磷量比钙高数倍，故应避免食用。

5. 注意烹调方法

含草酸高的菠菜、冬笋、茭白、洋葱等，应先在沸水中焯一下后再烹调，以免草酸和钙结合成草酸钙而影响钙的吸收。少用煎炸等烹调方式。

6. 其他

限酒。患者还应避免食用过量的茶、咖啡等刺激性物质。

三、食物选择与食疗菜肴推荐

1. 食物选择

（1）宜用食物

① 富含钙的食物，如奶类、奶制品、小虾皮、海带、豆类及其制品、坚果类等。

② 富含维生素 D 的食物，如奶酪、海鱼、鱼子、蛋黄等。

（2）忌（少）用食物

① 避免含草酸高的蔬菜，如菠菜、空心菜、冬笋、茭白、洋葱等。

② 避免含磷高的动物肝脏。

③ 避免过量饮用啤酒。

④ 避免过量饮用咖啡、碳酸饮料。

2. 食疗菜肴推荐

（1）紫菜虾皮汤　将紫菜 10g 洗净、撕开备用；鸡蛋 1 个打开，在碗里搅匀；虾皮 10g 洗净，加料酒浸泡 10 分钟。旺火将植物油烧热，加适量清水煮沸，立即放入紫菜、虾皮煮 10 分钟，再放入蛋糊、香醋、酱油略加搅动，蛋熟加入香油即可。

（2）韭菜炒鱿鱼　把鱿鱼 120g 切花刀，韭菜 100g 切段，猪瘦肉 30g 切末，蒜瓣切末备用。炒锅置于火上，倒入适量植物油，到油六七成热时，放入大蒜末炝锅，放入鱿鱼和肉末，点入料酒，炒至八分熟时，放入韭菜，炒至韭菜变软，放入食盐调味即可。

（3）羊乳鸡蛋羹　鲜羊乳 250mL、鸡蛋 1 个、红糖适量。将鸡蛋打入碗中搅匀，加入红糖，用煮沸的羊乳冲熟即可。

（4）何首乌粥　将何首乌 10g 放入砂锅内，加适量清水，煎取浓汁，去渣备用。将粳米 60g、大枣 5～6 枚、少许冰糖放入首乌汁中，加适量清水，煎煮成粥即可。

（5）羊肉粥　精羊肉 160g、人参 5～10g（去芦头）、黄芪 30g、茯苓 30g、

大枣 5 枚、粳米 80g。羊肉切细；人参水煎取汁；黄芪、茯苓、大枣水煎，去渣取汁，兑入人参汁内，然后加入羊肉及粳米煮粥，起锅前加少许葱花及食盐即可。

（6）**生地黄乌骨鸡** 乌骨鸡 1 只、生地黄 250g、饴糖 150g。乌骨鸡宰杀后除去鸡毛及内脏，洗净。将生地黄洗净切成细条，与饴糖相混合，放入鸡腹中。将鸡放入砂锅中，小火炖熟即可。

（7）**茄虾饼** 茄子 250g、虾皮 50g、面粉 500g、鸡蛋 2 个。茄子切丝用食盐腌 15 分钟后挤去水分，加入虾皮，并加入姜丝、酱油、白糖、麻油搅拌成馅。面粉加蛋液、水调成面浆。平底锅置于火上，加入适量植物油，至油六成热时，舀入一勺面浆，转锅摊成饼，中间放馅，再盖上半勺面浆，两面煎黄。

（8）**萝卜海带排骨汤** 排骨 150g 洗净剁块，萝卜 200g 洗净切块，水发海带 100g 切宽丝。排骨加水煮沸去掉浮沫，加上姜片、黄酒，小火煮沸，然后加入萝卜块、海带丝，煮至食材软烂即可。

（9）**排骨豆腐虾皮汤** 猪排骨 150g、北豆腐 200g、洋葱 30g、虾皮 15g。排骨加水煮沸后去掉浮沫，加上姜块、葱段和黄酒，小火煮至排骨软烂，再加入豆腐块、虾皮、洋葱煮熟即可。

（10）**牡蛎粥** 糯米 60g 淘洗干净备用，鲜牡蛎肉 50g 清洗干净，猪五花肉 30g 切成细丝。糯米下锅，加适量清水烧开，待糯米稍煮至开花时，加入猪肉、牡蛎肉、料酒、食盐、植物油，一同煮成粥，最后加入适量蒜末、葱花、胡椒粉搅匀即可。

四、一日食谱举例

骨质疏松症患者可根据自身具体情况，决定每天应该摄入多少能量。以下为每日约 1600kcal 能量的骨质疏松症患者食谱。

餐次	食物名称	食物种类及其重量
早餐	脱脂牛奶	脱脂牛奶 300mL
	花卷	面粉 70g
午餐	米饭	大米 90g
	青椒炒肉	青椒 100g，猪瘦肉 30g
	紫菜蛋汤	水发紫菜 100g，鸡蛋 50g，豆腐 100g，虾皮 10g
	水果	橙子 200g
加餐	无糖酸奶	无糖酸奶 100g
	骨肉相连	鸡肉 20g，鸡脆骨 20g
晚餐	米饭	大米 70g
	木耳炒黄瓜	黄瓜 120g，水发木耳 30g
	海带排骨汤	水发海带 100g，排骨 30g
	清蒸带鱼	带鱼 60g

注：1.成年人可根据自身特点及需要，对食谱中的各类食物做适当替换，即可以生成另一日食谱，一定要注意食物多样化。

2.食谱中的食物重量是建议摄取量，而不一定是菜谱中制作材料的配菜重量。

3.一天的用油量约15g，用盐量不要超过3g（每5mL酱油含约1g盐）。

什么是峰值骨密度?

峰值骨密度是人骨质生长期获得的最大骨矿物质含量。骨密度或称骨矿物质含量，反映骨组织的矿物质含量，也称为骨量，是衡量和评价骨组织健康水平的关键指标之一。人类骨量的改变也经历了生长、发育和衰老的过程，骨密度在儿童期和青春期迅速上升，人在30

岁左右骨成熟时骨密度达高峰，男性32岁、女性28岁骨密度最高，此时的骨密度称为初始骨密度或峰值骨密度。

在未达到峰值骨密度时应尽可能"储备"更多的骨钙，青春期是保证骨钙储存量的最重要时期，这个时期的钙如果储备充足，可为预防今后的骨质疏松症、骨密度下降打下良好的基础，可以大大地降低女性在更年期以后缺钙的危险性。

原发性骨质疏松症的危险因素有哪些?

1. 峰值骨密度

低峰值骨密度者因骨量低，会较早达到骨质疏松的低骨量水平而发生骨质疏松症。峰值骨密度的个体差异80%由多基因共同决定，20%由环境、锻炼、饮食和青春期等决定。

2. 性别

女性峰值骨密度较男性低10%~20%，是原发性骨质疏松症发生的主要危险因素。女性在45岁后每增加5岁，股骨颈骨折发生率增加近1倍，但在男性和黑人女性中未发现此现象。女性除在绝经早期骨丢失更快外，在青春期累积的骨量也少于男性，皮质骨更细，骨直径更小，所以女性原发性骨质疏松症的患病率明显高于男性，骨折发生率也比男性高2.3倍。

3. 年龄

成人骨量达峰值后开始下降。女性绝经后下降更快，至70岁时骨量峰值减少30%。所以，女性绝经年龄越早骨质疏松症发生越早，而且程度越重。而男性因性激素水平是逐渐下降的，故骨丢失较缓慢，65岁后才开始下降，到70岁才达到骨质疏松症的低骨量水平。

4. 种族

白种人相比于黑种人和黄种人更容易发生骨质疏松症。

5. 家族史

骨质疏松症阳性家族史者患病率明显增高，原发性骨质疏松症的发生和发展很大程度取决于遗传因素，与多种基因有关。遗传因素占约 80%，后天因素仅占约 20%。

6. 运动缺乏

适当的体力活动与体育运动能保持肌肉的张力和肌力，提高神经系统与运动系统的反应和协调能力。一方面使骨结构经常受到生理性肌肉收缩应力的作用，另一方面降低了跌倒和损伤的概率。国内外较多的研究均表明，运动对骨强度的影响远远超过骨代谢相关激素、钙及维生素 D 对骨强度的影响。

第三节　更年期综合征

一、什么是更年期综合征

更年期是指妇女从生育期向老年期过渡的一段时期，是卵巢功能逐渐衰退的时期。更年期始于 40 岁，历时 10～20 年，绝经是其重要标志。进入更年期后，因性激素分泌量减少，患者会出现以自主神经功能失调为主的综合征，称之为更年期综合征。多发生在 45 岁以上，主要临床表现为月经不规则或闭经、潮热、出汗、心悸、易激动、失眠或抑郁等。

二、更年期综合征患者饮食原则

饮食调养对更年期综合征患者可起到积极的作用。

1. 控制总能量

每日饮食摄入的总能量应比年轻时低 5%～10%。多吃粗粮，荤素搭配，防止偏食。

2. 严格限制脂肪与胆固醇的摄入

烹调用油宜选择植物油，尽量不食用动物油脂，每天控制在 25g 以下。动物肉类应以去皮去脂的瘦肉为主。尽量不用动物内脏、鱼子、蟹黄、蛋黄等富含胆固醇的食物。

3. 补充钙

多选用奶类，且以酸奶和低脂牛奶为好，同时补以鱼虾类及豆制品类，保证每日摄入的钙在 1000mg 左右。如果饮食不能满足钙的摄入，就应及时补充钙制剂。

4. 补充富含异黄酮类物质的食物

异黄酮类物质在体内有类雌激素活性的作用。富含异黄酮类物质的食物有大豆、腐竹、豆腐、豆浆等。

5. 多食新鲜蔬果

每日进食新鲜蔬菜 500～600g，以绿叶蔬菜为主；进食水果 250g 左右，水果应在两餐之间食用，以保证多种维生素、矿物质和纤维素的摄入。

三、食物选择与食疗菜肴推荐

1. 食物选择

（1）宜用食物

① 宜用富含钙食物，如奶及奶制品、虾皮、海带、芝麻、豆类及豆制

品等。

② 宜用富含异黄酮类物质的食物，主要是大豆及豆制品。

（2）忌（少）用食物

① 避免过量饮用碳酸饮料，如汽水、可乐、雪碧。

② 避免吃油炸、烟熏食物。

③ 少吃甜食、零食。

④ 忌吃过咸食物，如腌肉、火腿、腊肠、咸鱼、咸蛋、皮蛋、咸菜、酱菜、腐乳、豆瓣酱等。

2. 食疗菜肴推荐

（1）木瓜羊肉汤　木瓜300g去皮去籽榨汁，豌豆50g用水泡发，苹果150g去皮去核切块，羊肉300g洗净切成小块备用。将羊肉、苹果、豌豆和木瓜汁放入锅中，加适量清水，用大火烧沸后，转用小火炖至豌豆熟烂，放入少许白糖、食盐、胡椒粉即可。

（2）百合排骨汤　取百合20g洗净，用温开水浸泡10分钟；酸枣仁10g用刀背压碎；猪排骨200g洗净切块备用。将酸枣仁、去血水的排骨放入锅中，再加入百合和适量清水，煮熟后即可。

（3）芝麻龙眼粥　白芝麻10g，龙眼30g，红枣5~6枚去核备用。将淘干净的糯米80g放入锅内，加入红枣肉、龙眼肉、白芝麻和适量清水，用大火煮至六成熟，再加入少许红糖，煮至黏稠即可。

（4）香椿拌豆腐　豆腐200g用开水烫一下，切成小方丁，放入碗中；香椿150g洗净，用开水烫一下，切成末。锅内放油，烧至七成热时，加入豆腐丁、香椿末快速翻炒，最后加入适量食盐、香油翻炒均匀即可。

（5）芋头豆腐鲜虾汤　豆腐100g切块用滚水浸热，芋头100g分别切指甲片大小。鲜虾仁60g过水，加食盐、胡椒粉、料酒拌匀腌制一会。砂锅置于火上，加入适量清水煮沸，倒入适量植物油和料酒，加入豆腐、芋头，煮沸约15分钟，将腌制好的虾仁倒入汤中煲滚，用水淀粉勾芡，最后加入少许胡椒粉、白糖、香油即可。

（6）**莼菜豆腐番茄汤** 将莼菜 60g 切段放入碗底，番茄 100g 切成菱形小块，豆腐 100g 切块备用。锅内倒入水，加少许食盐，将豆腐放入水中余一下取出，弃水。炒锅置于火上，放入适量植物油，放入葱末煸香，倒入适量清水，加食盐、胡椒粉调味，放入豆腐和番茄炖煮，最后用水淀粉勾芡，浇在装有莼菜、香菜的碗中即可。

（7）**什锦豆腐煲** 嫩豆腐 200g 焯水，牡蛎 500g、鲜虾 80g 去壳取肉，虾米和干贝各 10g 水发，鲜香菇 20g 去蒂并切成菱形片，青蒜 30g 切段，冬笋 30g 切成马蹄形。炒锅置于火上，加入植物油，烧至六成热时，倒入青蒜煸炒几下盛出，锅内留底油放入鲜虾、牡蛎、香菇、干贝、虾米、冬笋继续煸炒，加料酒、酱油、蚝油、食盐调味起锅备用。砂锅置于火上，将煸过的青蒜垫底，放上焯水的豆腐和炒好的各种辅料，用中火煲 5 分钟，加胡椒粉，用湿淀粉勾芡即可。

（8）**蘑菇豆腐汤** 嫩豆腐 150g 放入盆中，加适量米酒，上笼用大火煮 15 分钟取出，切成小块，经沸水焯后，用漏勺捞出。将鲜蘑菇入沸水锅中，煮 1 分钟捞出，用清水漂凉，切成片。将豆腐放入砂锅中，加水至浸没豆腐，置中火上烧沸，改小火炖约 10 分钟，加入蘑菇片煮沸，加少许酱油、食盐，淋上香油即可。

（9）**木瓜花生大枣汤** 木瓜 300g 去皮去核，切块放入煲内；将花生 30g、大枣 3~5 枚和适量清水放入煲内，放入麦芽糖或冰糖，待水滚后改用小火煲 2 小时即可。

（10）**木瓜杏仁银耳汤** 木瓜 300g 去皮去籽；银耳 15g 用温水泡发后去除黄色的根部，洗净后撕成小片。汤锅中加适量清水，放入木瓜、银耳、杏仁 10g、枸杞子 10g，大火煮开后转用小火炖 1 个小时，加入适量冰糖调味，煮至冰糖溶化即可。

四、一日食谱举例

更年期综合征患者可根据自身具体情况，决定每天应该摄入多少能量。

以下为每日约 1600kcal 能量的更年期综合征患者食谱。

餐次	食物名称	食物种类及其重量
早餐	脱脂牛奶	脱脂牛奶 250mL
	凉拌黄瓜	黄瓜 50g
	面包	面粉 75g
午餐	米饭	大米 100g
	大葱炒羊肉	大葱 60g，羊肉 50g
	西红柿炒西蓝花	西红柿 80g，西蓝花 80g
	水果	橙子 100g
晚餐	米饭	大米 90g
	丝瓜毛豆	丝瓜 100g，毛豆 30g
	百合豆腐汤	百合 100g，豆腐 100g
	红烧黄花鱼	黄花鱼 60g
	水果	木瓜 100g

注：1.成年人可根据自身特点及需要，对食谱中的各类食物做适当替换，即可以生成另一日食谱，一定要注意食物多样化。

2.食谱中的食物重量是建议摄取量，而不一定是菜谱中制作材料的配菜重量。

3.一天的用油量约15g，用盐量不要超过3g（每5mL酱油含约1g盐）。

运动对更年期女性的好处

妇女绝经前后，卵巢功能的下降、雌激素水平的波动，使自主神经功能紊乱，还伴有烦躁、忧郁、疑虑等神经心理症状，此期间体脂肪明显增加，而肌肉则相应减少。运动可防止过度肥胖、弯腰驼背、大腹便便等老年态的提前出现；还可以振奋精神，活跃情绪，调节大脑皮质、内分泌系统和自主神经系统的功能，增加肌肉成分，促进新陈代谢。

　　更年期女性应遵循运动的基本原则。要选择自己喜欢的运动方式，运动要注意循序渐进，以便于坚持。随着年龄的增加，可以降低每次练习的强度，增加练习的次数，以保持体力。较合适的有氧运动有快走、跳舞（广场舞）、扭秧歌、游泳、瑜伽、太极拳等运动方式，每次30分钟左右，最好不超过1个小时。

第八章

肿瘤与营养

食物是人体联系外环境最直接、最经常、最大量的物质，也是机体内环境及代谢的物质基础。膳食、营养可以影响恶性肿瘤生成的启动、促进、进展的任一阶段。食物中既存在着致癌因素，也存在着抗癌因素，两者均可以影响癌症的发生。

饮食营养是维持生命、保持健康的物质基础，对机体的功能和状态有重要的影响。通常认为 75%～90% 的肿瘤是由环境因素所引起，因环境可影响食物和营养素质与量，进而可引起或抑制癌症的发生。

最近的研究发现，食物中含有抗氧化营养素和某些具有抗癌和防癌功能的成分，如维生素 A、维生素 C、维生素 E 和锌、硒以及生物黄酮类物质。茶叶、生姜、葱、蒜及十字花科植物等均有防癌的功能。但是，红色肉类因脂肪和含硫氨基酸较多，会增加机体代谢负担，所以不可过多食用；特别是加工肉类如火腿、香肠、腊肉、干肉片以及肉类罐头等，因在加工过程中肉类经过腌制、固化、发酵、烟熏或其他为增强香味和延长保存时间的处理，已被世界卫生组织下属的国际癌症研究机构评估为"致癌"级别的食品。

十条防癌建议

世界癌症研究基金会与美国癌症研究所，2018 年联合发布了癌症预防报告。报告中提出了 10 条防癌建议，对于人们预防和治疗癌症具有重要的指导意义。

1. 保持健康的体重

超重或者肥胖能够导致多种癌症，多项研究已充分证实了这一论点。

2. 保持身体活跃，多走动，避免久坐不动

已有充分的证据表明，身体活动能够预防结肠癌、乳腺癌和子宫内膜癌，并有助于防止体重过度增加。从事久坐工作的人需要特别注意在日常生活中锻炼身体。世界卫生组织建议成年人每天都要积极运动，每周至少做 150 分钟的适度身体活动（包括步行、骑自行车、家务劳动、游泳、跳舞等）或至少 75 分钟的剧烈身体活动（包括跑步、快速游泳、快速骑自行车、有氧运动等）。

3. 吃富含全谷物、蔬菜、水果和豆类的食物

有研究表明，吃全谷物、蔬菜、水果和豆类能够帮助预防某些癌症，也可以预防体重增加、超重和肥胖。每天至少吃 30g 大豆、400g 水果和蔬菜。

建议多吃以下食物。

① 不同颜色的不含淀粉的蔬菜和水果。

② 不含淀粉的根和块茎（如胡萝卜、萝卜、芦笋、百合、甘蓝等）。

③ 全谷物（如糙米、小麦、燕麦、大麦、黑麦等）。

4. 少吃"快餐"和"垃圾食品"

快餐和垃圾食品是指富含脂肪、糖类的加工食品，经常吃这些食物，会让身体摄入大量的能量，这是导致体重增加，出现超重和肥胖的主要原因。不是所有高脂肪食物都需要避免。某些植物油、坚果和种子是人体重要的营养来源。

5. 限制红肉和加工肉的摄入

红肉是指来自哺乳动物的所有类型的肌肉，包括牛肉、猪肉、羊肉、马肉等。而加工肉是指通过腌制、发酵、烟熏或其他过程处理，以增强风味或改善保存的肉类，如火腿、腊肠、培根和一些香肠等。有大量研究表明，过量食用红肉或加工肉是导致结直肠癌的原因，因此要限制红肉和加工肉的摄入，每周不应摄入超过350g煮熟的红肉，加工肉类只能微量摄入，最好不吃。

6. 限制含糖饮料

许多国家含糖饮料的消费量都正在增加，并导致了肥胖的全球性增长。为了保持足够的水分，最好喝水或不加糖的饮料（如不加糖的茶或咖啡）。有证据表明，咖啡能够预防肝癌和子宫内膜癌。此外，不要大量饮用果汁，因为即便没有添加糖，果汁也可能会促进体重增加。

7. 限制饮酒

饮酒是许多癌症的诱因。所有类型的酒精饮料对癌症风险都有相似的影响。因此，该条建议涵盖了所有类型的酒精饮料，不管是啤酒、葡萄酒、烈酒，还是任何其他酒类以及其他酒精来源。报告还强调，即便是喝少量的酒精饮料也会增加患多种癌症的风险。为了预防癌症，最好不要饮酒。

8. 不使用膳食补充剂预防癌症

强调通过饮食满足营养需求，而不是依赖高剂量的膳食补充剂来预防癌症。目前没有确凿证据表明任何一种膳食补充剂可以有效预防癌症。尽管一些膳食补充剂可能含有对健康有益的营养素，但这些营养素的作用与从天然食物中获取的效果是不完全相同的。

9. 母乳喂养宝宝

母乳喂养对母亲和婴儿都有好处。母乳喂养可以预防母亲患乳腺癌，降低母亲自身患 2 型糖尿病的风险。母乳喂养能够为婴儿提供全面营养，在婴儿期提供免疫保护，降低成年期患哮喘和 2 型糖尿病的风险，降低成年期超重或肥胖症的风险。不仅如此，母乳喂养还能够促进宝宝的心理健康和智力发育。

世界卫生组织建议，婴儿应先纯母乳喂养 6 个月，然后再添加适当的辅食。

10. 癌症患者也应该遵循这些建议

以上的建议不仅仅适用于预防癌症，对于已经被诊断为癌症的人，或者癌症治疗结束的人，仍然需要遵循建议。这些建议对于癌症治疗和预防癌症复发同样具有重要意义。

哪些运动防癌效果好？

美国国家癌症研究所（NCI）曾发表过一篇论文，用大数据证明运动有显著的抗癌作用。研究者对欧美国家的 144 万人的每日运动量进行了为期 18 年的调查，发现在长期锻炼的人群中，至少 13 种癌症的发病率都有显著降低。其中，食管腺癌降低的幅度最大，为 42%，肝癌（27%）和肺癌（26%）紧随其后。我国发病率最高的肺癌、胃癌、食管腺癌、肝癌、肠癌，均列在发病率随运动降低的这 13 种癌症当中。长期锻炼的女性，乳腺癌的发病率也降低了 10%。

现将 4 项受广大群众欢迎且容易坚持，又具有较好防癌效果的运动介绍如下。

1. 快走

快走是慢性病运动治疗和康复很好的选择。快走可促进血液循环，增强代谢能力，有利于调控血糖、血脂、血压，防治冠心病；还锻炼下肢力量，可以强筋健骨、预防骨质疏松、改善呼吸循环、增强胃肠蠕动、防止便秘。

2. 跑步

跑步不论路程长短和速度快慢，都能降低早亡风险，跑步可使全因死亡、心血管病死亡和癌症死亡风险降低20%以上。跑步的运动强度更大，更有利于促进血液循环和提高心肺功能，增强免疫力。经常跑步锻炼的人，体质水平总体都较好。

3. 游泳

经常游泳能将降低早亡风险；特别是降低卒中或心脏病的风险。游泳可明显改善心肺功能，对肩背、腰腹和腿部的肌肉也有较好的锻炼作用，可增强肌肉力量和协调性。对关节不好，尤其是有运动损伤或慢性疾病的人群来说，游泳有很好的康复训练效果。

4. 羽毛球

一项研究发现，挥拍类运动可使全因死亡风险降低47%，乒乓球、网球和羽毛球等运动可使心血管病死亡风险降低56%。

打羽毛球过程中，身体需要用上、下肢和躯干协调发力，击球要求反应迅速，运动时跑跳腾跃较多，可锻炼全身，这是兼具力量、速度、耐力、平衡、柔韧、反应等多种运动素质的综合性运动。另外，羽毛球是一项有对抗又有合作的运动项目，运动过程中充满乐趣，有利于锻炼者身心愉悦。

每天至少进行30分钟中等强度的运动，每周至少进行5次；在此基础上，如果再做2次力量锻炼，就可以获得很好的运动益处。老年人、身体素质较差或有心脑血管疾病的人，可以选择强度较低、运动量较小的运动。

第一节　肺癌

肺癌致病因素主要是环境污染、吸烟、被动吸烟、遗传等。不良饮食习惯、蔬菜摄入较少以及脂肪和肉类摄入过多也被定义为非常重要的致病因素。

一、肺癌患者饮食原则

① 无吞咽困难、可自由择食者，在不影响治疗的情况下，要多吃富含优质蛋白质的食物，如瘦肉、鸡、鸭、兔、鱼、虾、豆制品等，一般不限制食量，以保证营养充足，为手术创造良好条件。

② 术前饮食营养状况较差者可辅助添加要素膳。要素膳含有人体必需的各种营养素，不需消化即可在小肠上端吸收，可满足机体的需要。

③ 患者术后进食要从流食开始，逐步到半流食、软食及普食。食物要清淡、细软、易消化吸收。

④ 手术前后都要多吃新鲜的蔬菜和水果，尤其是富含类胡萝卜素、维生素C、维生素E、B族维生素、叶酸、微量元素硒等的食物。

⑤ 患者需要养成良好的生活习惯和饮食习惯，不吸烟和不饮酒，并避免被动吸烟。改变不正确的烹调方式，如少用烟熏、油炸等，以减少有害气体的吸入。

二、食物选择与食疗菜肴推荐

1.食物选择

（1）宜用食物

① 多选用葱蒜类、深绿色蔬菜、十字花科蔬菜和番茄，以及香菇、黑木耳、芦笋、柠檬、红枣等。

② 多选用具有养阴润肺功用的食物，如杏仁、海蜇、荸荠、莲藕、莲子、

柿干、鸭梨、山药、百合、银耳等。

③ 多吃大豆及豆制品。

（2）忌（少）用食物

① 不吃或少吃刺激性食品，如胡椒、辣椒等。

② 不食油炸、烧烤、腌制食品。

2.食疗菜肴推荐

（1）虎皮青椒 青椒 300g 洗净去籽备用。平底锅置于火上，中火加热，放入青椒两面煎（注意锅内不放一点油），煎到两面起皮变黄备用。炒锅内加入少量植物油，加入少许清水、香油、酱油、食盐、胡椒粉，加入水淀粉勾芡，然后加入虎皮青椒拌匀即可。

（2）甘草雪梨煲猪肺 甘草 10g、雪梨 2 个、猪肺约 250g。梨削皮切成块；猪肺洗净切成片，挤去泡沫。将梨块、猪肺片与甘草同放砂锅内，加少许冰糖，适量清水，小火熬煮 3 小时即可。

（3）杏仁粥 甜杏仁 30g、苦杏仁 5g、粳米 100g。将甜杏仁和苦杏仁用清水泡软去皮捣烂，加粳米、适量清水及冰糖煮成稠粥。

（4）白果红枣粥 白果 25g、红枣 20 枚、糯米 60 克。将白果、红枣与糯米共同煮粥即可。

（5）白芷炖燕窝 白芷 9g，燕窝 1 盏洗净挑出羽毛。将白芷、燕窝隔水炖烂，加少许冰糖调味即可。

（6）白果蒸鸭 整鸭 1 只洗净切块，焯水去除血沫；白果 30g 去壳，开水煮熟后去皮去蕊。将白果和鸭块放入碗中，加适量清水，隔水蒸 2 小时至鸭肉熟烂后，调入少许食盐即可。

（7）五味子炖肉 五味子 50g，鸭肉 300g 或猪瘦肉 300g。五味子与肉一起蒸食或炖食，加入适量食盐调味即可。

（8）莲子炖鸡 莲子 15g、鸡肉 200g。莲子与鸡肉一同隔水炖熟，加入少许食盐调味即可。

（9）冬瓜皮蚕豆汤 冬瓜皮 60g、冬瓜子 60g、蚕豆 60g。将冬瓜皮、冬瓜子和蚕豆一同放入锅内，加入适量清水煮至浓稠，再加入少许食盐调味即可。

（10）**川贝炖豆腐**　将川贝 20g 打碎或研粗末，与冰糖同放在豆腐 200g 之上，放入炖盅内，加盖，小火隔水炖 1 小时即可。

（11）**百合银耳羹**　取百合 20g、银耳 20g 用温水浸泡 1 小时，洗净入锅，加适量清水，慢火煮至汤汁黏稠，再加入少许冰糖至冰糖溶化即可。

（12）**鱼腥草猪肚汤**　猪肚 1 个洗净，将适量鱼腥草塞入猪肚内，置于锅中，加适量清水，煮至肚熟汤浓，加少许食盐调味即可。

第二节　食管癌

食管癌是我国常见的致命性恶性肿瘤之一。不良饮食习惯、食用含致癌物质的食物、微量元素长期摄入不足以及缺乏某些营养素等都与食管癌的发生有关。

一、食管癌患者饮食原则

① 改变传统不良的饮食习惯。少食多餐，不吃过热的食物，进食不宜太快，不食用过于粗糙和过于坚硬的食物。

② 不吃霉变的食物。禁食盐渍、腌制、油炸、烟熏的食物。

③ 饮用清洁卫生的水，不饮用苦井水。

④ 吃新鲜蔬菜水果。膳食中的维生素 C 可阻断胃内亚硝胺的形成。膳食中注意补充维生素 B_2、维生素 A、维生素 E 和烟酸。

⑤ 食管癌患者应设法吃一些能进入食管的半流质或全流质膳食。患者出现哽噎感时，不要强行吞咽，否则会刺激局部癌组织，导致疼痛、出血、癌细胞扩散或转移。

⑥ 手术后禁食禁水。根据患者恢复情况，遵从医嘱从喝少量的水开始，

一般要在 3 天后进食流质，缓慢过渡到普食。

⑦ 避免食用刺激性食物及调味料。禁酒。

二、食物选择与食疗菜肴推荐

1. 食物选择

（1）宜用食物 所有食物宜新鲜卫生，易消化，可选择软饭、粥、面条、馒头、鸡蛋、鱼、虾、鸡肉、瘦肉、猪肝、白菜、胡萝卜、油菜、白萝卜、冬瓜、土豆、牛奶、豆浆、豆腐等食品。

（2）忌（少）用食物

① 忌食霉变食物，如霉变米饭、馒头以及花生和酸奶疙瘩等。

② 忌食盐渍、腌制、烟熏和油炸食物。

③ 禁辛辣、腥臭等刺激性食物，如辣椒酱、豆腐乳等。

2. 食疗菜肴推荐

（1）鳝鱼羹 鳝鱼 250g，猪瘦肉 100g，分别切成 3cm 长的丝。水发木耳 50g，香菇 5 只，切丝备用。将鳝鱼丝和猪瘦肉丝加料酒、食盐腌制片刻。锅置于火上，放入适量植物油，至油五成热时，放入蒜末、姜末煸香，放入鳝鱼丝、肉丝，加少许料酒翻炒，放入适量清水煮沸后，将水发木耳、香菇丝放入锅内煮片刻，调入少许食盐后着薄芡，放上葱丝，淋上麻油即成。

（2）刀豆炖梨 刀豆 50g 洗净备用。香梨 1 个挖去核，放满刀豆，再封盖好，连同剩余的刀豆同放碗中。隔水蒸 1 小时，去除刀豆，吃梨喝汤即可。

（3）紫苏醋散 紫苏 30g 研成细末，加 1200mL 清水，煮半个小时后过滤取汁。将滤过后的汁液加等量食醋，煮干成粉状即可。每次取 1.5g 食用即可。

（4）鸡蛋菊花羹 鸡蛋 1 个，菊花 5g，藕汁适量，陈醋少许。鸡蛋液与菊花、藕汁、陈醋调匀后，隔水蒸煮至熟即可。

（5）阿胶炖肉 阿胶 6g，猪瘦肉 100g。先加适量清水炖猪肉，熟后加阿胶炖化，加少许食盐调味即可。

（6）**生芦根粥** 鲜芦根200g用适量清水煎煮，取汁备用，加红米60g于汁中，熬煮成粥即可。

（7）**丝瓜鹌鹑** 将丝瓜200g去瓤切块，鹌鹑2只宰杀煺毛去内脏洗净。将鹌鹑和丝瓜共入砂锅内，加适量清水，小火炖至烂熟即可。

（8）**大蒜鹅血汤** 鲜大蒜100g，鲜鹅血250g。将鹅血放入沸水中烫熟，切成厚块；大蒜洗净切碎备用。锅中放少量植物油烧热，放入大蒜末炒香，加入适量清水煮沸，放入鹅血略煮片刻，调入少许食盐即可。

（9）**红薯饼** 红薯300g去皮切粒，放入玻璃盘中加盖，放入微波炉加热5分钟，取出翻面，再加热3分钟，取出用勺压成泥。加入面粉150g和少许食盐，揉匀，通常不用加水，若觉得干就加些水，面团尽量湿软些，有点黏手，揉好后放1个小时。然后分成大小均匀的团子，用手压成小圆饼，放在蒸锅上蒸熟即可。

（10）**菱薏紫苏汤** 菱角10个、薏苡仁12g、鲜紫苏12g。将紫苏撕成片，再与菱角、薏苡仁用水煮成汤汁即可。

第三节　胃癌

胃癌是我国最常见的恶性肿瘤之一。胃癌的致病因素主要有食物中的亚硝胺、霉菌毒素以及胃幽门螺杆菌感染。胃切除术后，大部分患者会由于创伤或不能正常进食，导致体重下降和严重营养不良，因此积极正确的饮食疗法对胃癌术后患者十分必要。

一、胃癌患者饮食原则

① 纠正不良饮食习惯。不食用煎、烟熏、烧烤、油炸及盐腌食物；不吃霉变食物；多吃新鲜蔬菜水果，少吃过夜蔬菜水果；多饮新鲜牛奶，提倡饮茶；不吃烫食；不暴饮暴食；不过快进食；避免进食粗糙食物；不在情绪欠佳时进

餐等。

②胃切除术后 24～48 小时内须禁食禁饮。在确定一般情况良好、肠蠕动恢复、肛门排气后，才可给予少量的温开水或葡萄糖饮料。如无不适，可给少量清淡流食，如米汤、菜汤、稀藕粉、淡果子水等，但不能吃蔗糖、牛奶及豆浆等产气食物。之后逐渐过渡到流质，少渣半流质，半流质，软食，普通饮食。若进食后有恶心、腹胀等不适，则应减少或停止饮食，症状消失之后方可进食。

③注意补充优质蛋白质、维生素和矿物质。增加富含优质蛋白质、钙、铁、B族维生素、维生素 D、维生素 C 的食物，以增强患者手术后机体抵抗力，促进恢复。

④戒酒。

二、食物选择与食疗菜肴推荐

1. 食物选择

（1）宜用食物

①宜选用富含优质蛋白质的食物，如牛奶、豆浆、蛋类、鱼类、瘦肉类、豆腐等。

②宜选用新鲜的蔬菜及水果等。

（2）忌（少）用食物

①不食用煎、烤、油炸及盐腌食物。

②不吃霉变食物。

③不吃烫食和避免进食粗糙食物。

④避免吃刺激性强和不易消化的食物，如辣椒、酒、咖啡、浓茶和含粗纤维多的芹菜、韭菜等。

⑤不要吃高糖食品，以防止倾倒综合征。

2. 食疗菜肴推荐

（1）蔗姜饮　甘蔗 200g，生姜 50g。甘蔗、生姜分别榨汁，取甘蔗汁半杯和生姜汁 1 匙和匀稍微炖煮片刻即可。

（2）**红糖煲豆腐**　取红糖 30g 用适量清水冲开，加入豆腐 100g，煮 10 分钟后即可食用。

（3）**陈皮红枣饮**　取红枣 10 枚去核，与陈皮 10g 共同煎水即可。

（4）**莱菔粥**　将 30g 莱菔子炒熟后，与粳米 100g 共同煮成粥即可。

（5）**陈皮瘦肉粥**　陈皮 9g、海螵蛸 12g 与粳米 100g 一同放入锅中煮粥，煮熟后去陈皮和海螵蛸，加入瘦肉片 30g 再煮片刻，最后加少许食盐调味即可。

（6）**桂圆花生汤**　花生连红衣 100g、大枣 5 枚、桂圆肉 12g。大枣去核，与花生、桂圆一起加水煮熟即可。此汤有养血补脾功效，贫血明显者可食此汤。

（7）**乌梅粥**　乌梅 20g，粳米 100g。先将乌梅煎取浓汁去渣，放入粳米煮成粥，粥熟后加少许冰糖，再稍煮即可。此粥有收涩止血的功效。

（8）**鱼胶酥**　大黄鱼、鲤鱼、黄唇鱼、鳗鱼的鳔均可做原料。鱼胶 100g 用芝麻油炸酥，压碎即成。每次取 10g 用温开水送服。

（9）**健胃防癌茶**　取向日葵秆蕊或向日葵盘 30g，加适量清水煎汤，取汤汁代茶饮。

（10）**山楂三七粥**　将山楂 10g、三七 2g、粳米 50g 一同置锅中，加适量清水，煮成稠粥，最后调入少许蜂蜜即可。

（11）**栗子糕**　生板栗 500g 放入锅内，加入适量清水煮 30 分钟，冷却后去皮放入碗内再蒸 30 分钟，趁热加入适量白糖，搅拌均匀成泥状。再取塑料模具，把栗子泥填压成泥饼状即可。

第四节　肝癌

肝癌一般恶性程度较高、进展较快，一旦确诊，要采取积极的治疗手段，尽早地手术治疗，并辅助放化疗。无论是术前或术后都要加强膳食营养，减少机体的消耗。肝癌患者通常在术后 4 天内全部用静脉营养作支持治疗，当病情逐步好转时改为经肠道的膳食营养补充。

一、肝癌患者饮食原则

① 手术后消化吸收功能受到影响，患者会产生厌食、恶心、纳差等症状。尚有食欲但吃不进去的患者应主动进食，要从最简单的清流质饮食开始，之后逐渐过渡到流质、少渣半流质、半流质、软食、普通饮食。

② 化疗中出现纳差、恶心、呕吐、白细胞降低、脱发等化疗反应的患者应少食多餐，配以清淡少油的厚流质饮食。食物应细软，易吞咽，并易消化吸收。

③ 多食新鲜蔬菜、水果，注意维生素、矿物质的补充。

④ 多采用蒸、炖、煮、氽、拌等烹调方法，减少各种刺激性调料的用量。

⑤ 戒酒。

二、食物选择与食疗菜肴推荐

1. 食物选择

（1）宜用食物

① 宜食富含微量元素硒的食品，如动物的肝肾、海产品、蛋、肉类、小麦、胚芽、芝麻、大蒜、洋葱、蘑菇、糙米、香蕉、橙子等。

② 宜食新鲜粮食、蔬菜、水果和副食品。

（2）忌（少）用食物 忌酒精、霉变食品、腌制食品。

2. 食疗菜肴推荐

（1）枸杞甲鱼汤 甲鱼 1 只洗净切块，与枸杞子 20g 放入碗中，加适量清水，隔水蒸至软烂即可。

（2）翠衣番茄豆腐汤 西瓜翠衣 30g、番茄 50g、豆腐 150g。将西瓜翠衣、番茄和豆腐全部切成细丝入锅，加适量清水，煮成汤即可。

（3）**芡实肉汤**　芡实 30g，猪瘦肉 100g。两者一起放入砂锅中加水适量煮熟即可。

（4）**薄荷红糖饮**　薄荷 15g，红糖 60g。薄荷煎汤后加红糖调味即可，代茶饮。

（5）**青果烧鸡蛋**　青果 20g，鸡蛋 1 个。先将青果煮熟后再加鸡蛋，共同煮熟后食用。

（6）**猕猴桃根炖肉**　鲜猕猴桃根 100g，猪瘦肉 200g。将两食材放入砂锅内，加适量清水同煮，炖熟即可。

（7）**苦菜汁**　苦菜 300g 洗净后，捣成汁加少许白糖调味即可。

（8）**马齿苋卤鸡蛋**　先用马齿苋 300g 加水煮制成马齿苋汁，再取汁煮鸡蛋 2 个即可。

（9）**藕汁炖鸡蛋**　鸡蛋 1 个打开搅匀后加入适量藕汁，拌匀后加少许冰糖蒸煮片刻即可。

（10）**山药扁豆粥**　将山药 80g 洗净去皮切片。扁豆 30g 煮半熟后加粳米 60g、山药煮成粥。

（11）**牛肉山药汤**　将山药 80g 洗净去皮切片。牛肉 60g 洗净切片，放入锅中，加适量清水煮熟，再放入山药煮至山药熟透，加入少许食盐调味即可。

（12）**夏枯草枣泥汤**　取夏枯草 60g，大枣 5 枚。将大枣去核捣成泥，夏枯草加水 1500mL 煮沸，加入枣泥，小火熬煮至 300mL 即可。

（13）**桑菊枸杞饮**　桑叶、菊花、枸杞子各 9g，决明子 6g。将上述四味中药用水煎煮，代茶饮。

第五节　大肠癌

结肠癌和直肠癌统称为大肠癌。近年来，大肠癌的发病率和病死率都呈逐年上升的趋势，其中主要是结肠癌的发病率明显上升。这与当前人们生活方式的变化，尤其是膳食结构的改变密切相关。现代人习惯的高脂肪、高蛋白和低纤维素饮食被认为能明显增加患大肠癌的危险。饮食治疗对术后患者控制疾病复发、改善患者的营养状况、纠正全身状况十分必要。

一、大肠癌患者饮食原则

① 术前，如果结肠癌向肠腔内凸起，肠腔变窄，要适当控制膳食纤维的摄入，因为摄入过多的膳食纤维会造成肠梗阻。此时应给予易消化、细软的半流质食品，如小米粥、浓藕粉汤、大米汤、玉米面粥、蛋羹、豆腐脑等，这些食品能够减少对肠道的刺激，较顺利地通过肠腔，防止肠梗阻的发生。

② 术后，初期禁食，通过静脉营养补充。肠管排气后，一般状况良好，饮食可从稀软开始，逐步适应后再增加其他饮食。

③ 不要摄入过多脂肪。脂肪总量应占总能量 30% 以下，食用油以植物油为主。忌吃肥肉、带皮畜禽肉、鱼子、蟹黄、动物内脏等食物。

④ 适量碳水化合物、蛋白质、矿物质和维生素。每天膳食中都要有粮食、瘦肉、鱼、蛋、奶、豆类及豆制品、各类蔬菜水果。

⑤ 戒酒。多饮水，养成定时排便的良好习惯。

二、食物选择与食疗菜肴推荐

1.食物选择

（1）宜用食物

① 多选用各种粗粮。

② 多选用新鲜蔬菜和水果，特别是各种红、黄、绿色蔬果，如红薯、南瓜、卷心菜、菜花、西蓝花、圣女果、香蕉等。

③ 宜选用低脂食物，如鱼肉、去皮鸡肉、脱脂奶等。

（2）忌（少）用食物

① 忌高能量食物，主要是高糖食物和高脂肪食物。高糖食物如奶油蛋糕、巧克力、冰激凌等；高脂食物如肥肉、动物油、棕榈油、椰子油、蛋黄、动物

内脏等。

② 不吃油炸、烟熏及烧烤烘焙的肉类食品。

2. 食疗菜肴推荐

（1）**海参小米粥**　小米 100g，水发海参 2 条。小米洗净，放入锅中，加水熬成粥。在小米粥中加入水发海参再熬 30 分钟，最后撒上适量的盐、白胡椒粉调味，滴上几滴香油，撒上葱花即可。

（2）**蒸蒜拌茄泥**　蒜瓣 50g 压成蒜泥。茄子 300g 切条撒些食盐，放置 15 分钟，挤掉水分。将蒜泥和茄子上蒸锅蒸 20 分钟，加入少量芝麻酱和食盐调味即可。

（3）**菱角粥**　菱角 20 个去壳洗净捣碎，放瓦罐内加水先煮成半糊状，再放入适量糯米煮粥，粥熟时加少许蜂蜜调味即可。此粥有益胃润肠的功效。

（4）**藕汁郁李仁蛋羹**　将郁李仁 8g 与适量藕汁调匀，装入鸡蛋内，锡纸封口，蒸熟即可。此羹具有活血止血、凉血的功效，便血者可选用。

（5）**瞿麦根汤**　鲜瞿麦根 60g 或干根 30g 洗净，加适量清水熬煮成汤汁即可。此汤具有清热利湿的功效。

（6）**桑葚猪肉汤**　桑葚 50g、大枣 10 枚与适量猪瘦肉一起，放入锅中加适量清水，熬煮成汤。此汤具有补中益气的功效，下腹坠胀者可选用。

（7）**荷蒂汤**　鲜荷蒂 5 个，如无鲜荷蒂可用干荷蒂替代。将荷蒂洗净、剪碎，加适量清水，煎煮 1 小时后取汤，加少许冰糖即可。此汤具有清热、凉血、止血的作用，大便出血不止者可选用。

（8）**鱼腥草莲子汤**　鱼腥草 10g、莲子肉 30g，一起放入砂锅中，加适量清水，熬煮成汤即可。此汤具有清热燥湿、泻火解毒的作用，里急后重者宜用。

（9）**蒜泥马齿苋**　取鲜马齿苋 400g，洗净、切长段，用沸水烫透捞出沥干水分装盘。大蒜去皮捣成蒜泥，芝麻炒香研碎，葱白洗净切末，同放马齿苋盘中拌匀，加入少许食盐、酱油、花椒面、食醋调味即可。

（10）**莴苣饼**　取莴苣 250g 切碎，大枣 250g 煮熟去核，与适量面粉混合后做饼，上锅蒸熟即可。此饼健脾益胃、祛湿利水，大便稀薄或腹泻患者可选用。

（11）**芡实六珍糕**　芡实、山药、茯苓、莲肉、薏苡仁、扁豆各30g，粳米500g。将上述全部食材炒熟加工成粉末即可。每次取适量粉末加少许白糖调味，用开水冲服即可，也可做糕点食用。此方健脾、止泻效果良好。

（12）**麻仁粥**　芝麻、桃仁各20g，粳米80g。将芝麻、桃仁和粳米共同煮成粥即可。此粥有润肠通便的功效，大便干燥秘结者可食此粥。

第六节　鼻咽癌

我国是鼻咽癌发病率较高的国家之一。除遗传因素与鼻咽癌发病有关外，不良的饮食习惯与该病的发病也密切相关，接触油烟，咸鱼、腌菜、烟熏肉等进食多的人群发病率也很高。因此，去除不合理的营养膳食因素、改变饮食结构、注重科学营养膳食对于鼻咽癌的防治十分重要。

一、鼻咽癌患者饮食原则

（1）**低盐饮食**　吃清淡少盐的膳食，成人每天的食盐摄入量不要超过5g。不吃腌制、熏制、油煎等食物。

（2）**优质蛋白质饮食**　每日宜选择新鲜鱼类、蛋类、去皮禽类、瘦畜肉，常吃奶类、豆类及其制品。

（3）**多吃新鲜蔬菜水果**　特别是可以选用具有很强抗癌作用的十字花科蔬菜，如卷心菜、花椰菜和紫甘蓝等。另外还应多选用大蒜、洋葱、香葱、胡萝卜、南瓜和番茄等蔬果。

（4）**其他**　鼻咽癌患者应注意喝洁净水，限酒。注意烹调时油烟的及时排放。

二、食物选择与食疗菜肴推荐

1. 食物选择

（1）宜用食物

① 宜食十字花科的蔬菜，如卷心菜、花椰菜和各种甘蓝。

② 宜食大蒜、洋葱、香葱、绿叶蔬菜（如菠菜、芹菜等）、胡萝卜、莴笋、南瓜、土豆和番茄。

③ 宜食富含优质蛋白质的食物，如牛奶、奶酪、酸奶、鱼类、禽类、蛋类和大豆及其制品。

④ 宜食富含β-胡萝卜素和维生素C的新鲜水果，如杏、桃、香瓜、芒果、橙子、柠檬、刺梨、沙棘、猕猴桃、酸枣等。

⑤ 宜饮绿茶。

（2）忌（少）用食物

① 不吃中国式咸鱼，特别是梅香咸鱼。

② 不吃腌制、油炸和烟熏的食品。

2. 食疗菜肴推荐

（1）山药莲子薏苡仁汤　取山药30g、莲子（去心）30g、薏苡仁30g，洗净后一起放入锅中，加适量清水，小火煨熟，最后加少许白糖调味即可。

（2）乌龙茶乌梅汤　乌龙茶6g，乌梅12g。将乌龙茶叶、乌梅共同放入锅中，加适量清水，熬煮成汤，去渣取汁，调入少许蜂蜜即可。

（3）双花茶　取金银花、菊花、山楂各10g，洗净，加适量清水，熬煮成汤，去渣取汁，调入少许蜂蜜即可。

（4）麦冬乌梅茶　取麦冬100g，乌梅30g，洗净一起入砂锅中，加适量清水，煮至烂熟，去渣取汁，调入少许蜂蜜即可。

（5）芦笋瘦肉汤　将瘦肉60g切片，用食盐稍腌制一下；鲜芦笋150g切成段备用。炒锅烧热后放入少许植物油，加热至六成热时，放蒜末、姜片煸炒至香，再将肉片放入锅中翻炒，最后放芦笋、10g黄芪，加适量清水煲至瘦肉熟透后，撒上少许葱花即可。

（6）**南瓜红薯玉米粥**　将红薯 100g、南瓜 100g 洗净去皮，切成丁。玉米面 100g 用冷水调匀，同红薯丁、南瓜丁一起倒入锅中煮烂即可。

（7）**淮山药瘦肉煲乳鸽**　乳鸽 1 只剥净，除去内脏洗净，放入锅中，放入姜片、葱段和适量清水，水开后煮 3 分钟，捞出乳鸽冲凉备用。将瘦肉 60g 洗净，切成小块。砂锅中注入适量清水煲滚，加入乳鸽、肉块、淮山药 50g、莲子 30g 煲 30 分钟，改小火再煲 2 小时，放入少许食盐调味即可。

（8）**泥鳅金针菇豆腐**　将泥鳅 300g 用清水养一天，捞出洗净，与豆腐 200g 和金针菇 100g 洗净一起放入锅中，加适量清水、少许食盐，小火炖至泥鳅烂熟即可。

第七节　乳腺癌

乳腺癌是妇女最常见的恶性肿瘤之一，近年来在我国发病率明显上升。乳腺癌除与遗传、激素水平的变化相关外，不良生活方式，如高脂饮食、过量饮酒等也值得注意。调整饮食结构、改变不良饮食习惯、注重膳食营养中抗癌食物的补充等，对提高乳腺癌患者机体免疫力、防止术后复发、提高生存率都是有积极意义的。

一、乳腺癌患者饮食原则

（1）**低能量、低脂饮食**　体重增加和超重是乳腺癌复发和预后不良的重要因素之一。限制食用脂肪类食物，特别是动物来源的脂肪，其摄入量应控制在每日总能量的 15% 左右。食物胆固醇要限制在每日 300mg 以内。食用油以植物油为主。

（2）**低盐饮食**　吃清淡少盐的膳食，成人每天的食盐摄入量不要超过 5g。不吃腌制、熏制、油煎等食物。

（3）**优质蛋白质饮食**　每日宜选择新鲜鱼类、蛋类、去皮禽类、瘦畜肉，常吃奶类、豆类及其制品。

（4）多吃新鲜蔬菜水果　特别是可以选用具有很强抗癌作用的十字花科蔬菜，如卷心菜、花椰菜和紫甘蓝等。另外还应多选用大蒜、洋葱、香葱、胡萝卜、南瓜和番茄等蔬果。

（5）改变不良饮食习惯　不暴饮暴食，进行适当的体育锻炼，减少晚餐食量，不吃夜宵，维持理想体重。

（6）忌酒　乳腺癌患者应忌酒。

二、食物选择与食疗菜肴推荐

1.食物选择

（1）宜用食物

① 宜食十字花科的蔬菜，如卷心菜、花椰菜、紫甘蓝等。

② 宜食大蒜、洋葱、香葱、绿色蔬菜（如菠菜、芹菜、莴笋等）、红色蔬菜（如胡萝卜、番茄等）。

③ 宜食新鲜水果，如苹果、雪梨、芒果、橙子、柠檬等。

④ 宜食含钙丰富的食物，如牛奶、酸奶、豆类及豆制品等。

（2）忌（少）用食物

① 忌（少）食高胆固醇食物，如动物内脏、蟹黄、鱼子、蛋黄等。

② 忌（少）食油炸、熏制、腌制、烧烤的食物，如烤肉、咸鱼、腊肉等。

2.食疗菜肴推荐

（1）薏苡仁粥　薏苡仁 100g 洗净入锅中，加适量清水，煮烂成粥即可。

（2）牛蒡香菇炒牛肉　牛蒡 150g 洗净切段，牛肉 100g 洗净切丝，香菇、竹笋各 50g 泡发切丝。砂锅置于火上，放入适量植物油，烧热后下牛肉丝略炒，再加入牛蒡、竹笋丝、香菇丝一起翻炒至熟，加入少许食盐调味即可。

（3）土茯苓饮　土茯苓 30g 洗净切片，加适量清水煎汤，去渣取汁饮用，也可加少许红糖调味后饮用。

（4）西红柿烧菜花　西红柿 150g 洗净，用开水焯一下，去皮切块。菜花

150g 洗净切块。炒锅置于火上，加入适量植物油，至油六七成热，放入葱花、姜末炒香，下入西红柿煸炒至糊状，加入菜花炒熟，加入少许食盐调味即可。

（5）**西蓝花拌黑木耳** 黑木耳（干）10g 用温水浸泡 20 分钟，取出剪去根蒂，切成小块状。西蓝花 150g 切成小段，在淡盐水中浸泡 15 分钟，再冲洗干净。胡萝卜 50g 切丝。将蒜末及酱油、香醋、白糖、芝麻、香油放在碗内调成酱汁备用。锅内注入适量清水，加入少许食盐、植物油，烧开水后，放入西蓝花汆烫约 2 分钟，捞起立即放入凉开水中浸泡。再分别放入黑木耳及胡萝卜丝汆烫约 1 分钟，捞起浸入凉开水中。将西蓝花、黑木耳及胡萝卜彻底沥干水分，放入碗内，再将酱汁、少许蚝油淋在表面搅拌均匀即可。

（6）**海参猪肉丸** 将干海参 2 条加入清水浸泡 48～72 小时（在此发胀过程中，要勤换水），至海参发透。发透的海参去除内脏洗净，放入开水内烫一下捞出，沥干水分切碎备用。荸荠 100g、笋片 100g 切成碎丁。把猪肉 200g 洗净剁成肉馅，与海参碎、荸荠碎、笋丁一同放入碗中，加入适量葱姜末、食盐、酱油、香油、蛋清、红薯粉调匀备用。炒锅放于火上，倒入适量植物油烧至七成热时，把肉馅捏成直径约 2.5cm 的扁形丸子下锅，待炸成金黄色捞出。将葱段、肉丸子放入砂锅中，加少许食盐、酱油、料酒和清水，放火上大火烧开，再改用小火煮约 40 分钟即可。

（7）**海参粥** 将发好的海参 2 条漂洗干净，切成细丁。粳米淘洗干净。锅内放入适量清水、海参、粳米，先用旺火煮沸后，再改用小火煮至粥成，然后加入少许葱末、食盐拌匀即可。

（8）**香菇煲乳鸽** 乳鸽 1 只宰杀好后洗净控干水分；香菇 10g 洗净泡发后挤干水分。砂锅内加适量清水煮沸，放乳鸽略煮，捞出沥干血水。汤锅内重新注入适量清水，依次放乳鸽、姜片、葱段和少许料酒。大火煮开后小火煲一个半小时；香菇放入汤锅，继续小火煲半小时，最后放入泡发的枸杞子 20g 煮约 10 分钟，调入少许食盐和葱花即可。

（9）**藕节黄芪猪肉煲** 猪瘦肉 100g 洗净，切小块。将藕节 100g、莲子 20g、黄芪 8g、山药 20g、党参 6g 洗净，同猪肉一起放入煲中，加适量清水煮沸，转小火炖至肉熟烂即可。

（10）**金针豆腐瘦肉煲** 金针菇 100g 切去根部洗净。嫩豆腐 150g 切块。猪里脊肉 100g 切成细丝。香菜 50g 择洗干净切碎。干粉丝用温水浸泡 10 分钟。锅中放入适量清水，待煮沸后迅速将猪肉丝放入划散，汆煮 1 分钟，然后捞出沥干水分。将砂煲内注入适量清水，放入猪肉丝和金针菇，用大火煮沸后改小火慢煲 30 分钟。再将嫩豆腐放入，改大火煮沸后转小火再煲 10 分钟。最后加入泡好的粉丝，待汤汁收干，调入少许食盐、白胡椒粉和香油，撒入香菜碎即可。

（11）**红烧带鱼** 带鱼 300g 解冻后，沥干水分备用。炒锅置于火上，放入适量植物油，至油六成热时，放入带鱼两面煎至金黄捞出。锅内留少许底油，放入姜丝、干辣椒爆香，再放入带鱼同炒，并加入适量酱油和清水，中火焖煮，待汁水收干，撒上葱段即可。

（12）**蚝油菜花** 菜花 400g 洗净掰朵，随凉水下锅，加食盐煮熟后捞出，裹上干淀粉。虾子酱、食盐、蚝油、白糖、料酒、湿淀粉放入碗内，调成芡汁。炒锅置于火上，放入适量食物油，烧至七成热，下菜花炒至断生，再下葱花略煸，倒入芡汁，翻炒均匀，淋入香油，盛入盘内即可。

（13）**苦瓜黄豆排骨煲** 苦瓜 150g 去核切块，黄豆 50g 浸泡片刻，排骨 150g 切成段状，然后一起放进炖锅里，加入适量清水，用大火煮沸，再改用小火煲 1 个小时，至汤汁略收，调入少许食盐即可。

（14）**竹菇姜粥** 将竹菇 50g 洗净放入砂锅内，加入适量清水煎汁去渣；生姜 30g 去外皮，用清水洗净，切成细姜丝；将粳米 80g 淘洗干净，直接放入洗净的锅内，加适量清水，置于火上，旺火煮沸，加入生姜丝，煮至粥将熟时，兑入竹菇汁再煮沸，最后加白糖调味即可。

第八节　提升免疫力食谱举例

肿瘤患者可根据自身具体情况，决定每天应该摄入多少能量。以下为每日约 2000kcal 能量的提升免疫力食谱。

食谱一 ▶▶▶

餐次	食物名称	食物种类及其重量
早餐	海参小米粥	水发海参 30g，小米 50g
	煮红薯	红薯 90g
	蒜泥黄瓜	蒜 10g，黄瓜 50g
	胡萝卜鸡蛋羹	胡萝卜 20g，鸡蛋 50g
加餐	酸奶	酸奶 200g
午餐	米饭	大米 100g
	香菇烧土鸡	香菇 30g，土鸡 30g
	番茄黑鱼片	番茄 50g，黑鱼 50g
	家常豆腐	青椒 60g，水发木耳 70g，豆腐 50g
加餐	水果	橙子 200g
晚餐	米饭	大米 90g
	清蒸鲈鱼	鲈鱼 70g
	蒸蒜拌茄泥	蒜 20g，茄子 80g
	扁豆炒山药	扁豆 60g，山药 50g

食谱二 ▶▶▶

餐次	食物名称	食物种类及其重量
早餐	全麦面包	全麦面包 60g
	红薯粥	红薯 30g，大米 30g
	卤鸭蛋	鸭蛋 50g
加餐	牛奶	牛奶 250mL

续表

餐次	食物名称	食物种类及其重量
午餐	米饭	大米 100g
	黄瓜炒木耳	黄瓜 100g，水发木耳 50g
	西芹百合炒虾仁	西芹 20g，百合 50g，虾仁 30g
	泥鳅金针菇豆腐	泥鳅 50g，金针菇 30g，豆腐 50g
加餐	水果	柚子 200g
晚餐	杂粮饭	荞麦 20g，黄豆 5g，红豆 15g，薏苡仁 15g，小米 20g，大米 20g
	洋葱炒鳝片	洋葱 80g，黄鳝 70g
	炒三丝	胡萝卜 50g，青椒 60g，莴笋 60g

食谱三 ▶▶▶

餐次	食物名称	食物种类及其重量
早餐	竹菇粥	竹菇 30g，大米 30g
	南瓜馒头	南瓜 30g，面粉 50g
	卤鹌鹑蛋	鹌鹑蛋 50g
	凉拌苦瓜	苦瓜 60g
加餐	豆浆	豆浆 300mL
午餐	紫甘蓝乳酪烩米饭	紫甘蓝 80g，洋葱 30g，鲜虾仁 60g，大米 100g
	青椒土豆丝	土豆 80g，青椒 40g
加餐	水果	圣女果 200g

续表

餐次	食物名称	食物种类及其重量
晚餐	二米饭	小米 50g，大米 50g
	山药龙眼炖甲鱼	山药 20g，龙眼 10g，甲鱼 90g
	茄子烧豆角	茄子 90g，豆角 90g

食谱四 ▶▶▶

餐次	食物名称	食物种类及其重量
早餐	紫薯馒头	紫薯 30g，面粉 50g
	南瓜红薯玉米粥	南瓜 20g，红薯 20g，玉米 20g
	豆腐蒸蛋	豆腐 100g，鸡蛋 50g
加餐	无糖酸奶	无糖酸奶 200mL
午餐	米饭	大米 100g
	淮山药瘦肉煲乳鸽	淮山药 70g，猪瘦肉 10g，乳鸽 40g
	清炒芦笋	芦笋 100g
	洋葱炒牛肉丝	洋葱 80g，牛肉 20g
加餐	水果	无花果 200g
晚餐	荞麦面	荞麦面 100g
	香菇青菜	香菇 50g，青菜 90g
	清炒西蓝花	西蓝花 80g
	红烧带鱼	带鱼 80g

注：1.成年人可根据自身特点及需要，对食谱中的各类食物做适当替换，即可以生成另一日食谱，一定要注意食物多样化。

2.食谱中的食物重量是建议摄取量，而不一定是菜谱中制作材料的配菜重量。

3.一天的用油量不超过20g，用盐量不要超过5g（每5mL酱油含约1g盐）。

附　录

附录一　中国居民膳食指南（2022）

我国的饮食文化源远流长，千百年来凝集了宝贵的膳食营养观念。自1989年首次发布《中国居民膳食指南》以来，我国已先后于1997年、2007年、2016年进行了三次修订并发布，在不同时期对指导居民通过平衡膳食改变营养健康状况、预防慢性病、增强健康素养发挥了重要作用。

在国家卫生健康委员会等有关部门的指导和关心下，中国营养学会组织近百位专家对膳食指南再次进行修订，经过近三年的努力，在对近年来我国居民膳食结构和营养健康状况变化做充分调查的基础上，依据营养科学原理和最新科学证据，形成《中国居民膳食指南研究报告》，并在此基础上顺利完成《中国居民膳食指南（2022）》。

《中国居民膳食指南（2022）》的核心是平衡膳食与合理营养以达到促进健康的目的，主要包括以下八条。

准则一　食物多样，合理搭配

核心推荐：

① 坚持谷类为主的平衡膳食模式。

② 每天的膳食应包括谷薯类、蔬菜水果、畜禽鱼蛋奶和豆类食物。

③ 平均每天摄入12种以上食物，每周25种以上，合理搭配。

④ 每天摄入谷类食物200～300g，其中包含全谷物和杂豆类50～150g；薯类50～100g。

准则二　吃动平衡，健康体重

核心推荐：

① 各年龄段人群都应天天进行身体活动，保持健康体重。

② 食不过量，保持能量平衡。

③ 坚持日常身体活动，每周至少进行 5 天中等强度身体活动，累计 150 分钟以上；主动身体活动最好每天 6000 步。

④ 鼓励适当进行高强度有氧运动，加强抗阻运动，每周 2～3 天。

⑤ 减少久坐时间，每小时起来动一动。

准则三　多吃蔬果、奶类、全谷、大豆

核心推荐：

① 蔬菜水果、全谷物和奶制品是平衡膳食的重要组成部分。

② 餐餐有蔬菜，保证每天摄入不少于 300g 的新鲜蔬菜，深色蔬菜应占 1/2。

③ 天天吃水果，保证每天摄入 200～350g 的新鲜水果，果汁不能代替鲜果。

④ 吃各种各样的奶制品，摄入量相当于每天 300mL 以上液态奶。

⑤ 经常吃全谷物、大豆制品，适量吃坚果。

准则四　适量吃鱼、禽、蛋、瘦肉

核心推荐：

① 鱼、禽、蛋类和瘦肉摄入要适量，平均每天 120～200g。

② 每周最好吃鱼 2 次或 300～500g，蛋类 300～350g，畜禽肉 300～500g。

③ 少吃深加工肉制品。

④ 鸡蛋营养丰富，吃鸡蛋不弃蛋黄。

⑤ 优先选择鱼，少吃肥肉、烟熏和腌制肉制品。

准则五　少盐少油，控糖限酒

核心推荐：

① 培养清淡饮食习惯，少吃高盐和油炸食品。成年人每天摄入食盐不超

过 5g，烹调油 25～30g。

② 控制添加糖的摄入量，每天不超过 50g，最好控制在 25g 以下。

③ 反式脂肪酸每天摄入量不超过 2g。

④ 不喝或少喝含糖饮料。

⑤ 儿童青少年、孕妇、乳母以及慢性病患者不应饮酒。成年人如饮酒，一天饮用的酒精量不超过 15g。

准则六　规律进餐，足量饮水

核心推荐：

① 合理安排一日三餐，定时定量，不漏餐，每天吃早餐。

② 规律进餐、饮食适度，不暴饮暴食、不偏食挑食、不过度节食。

③ 足量饮水，少量多次。在温和气候条件下，低身体活动水平成年男性每天喝水 1700mL，成年女性每天喝水 1500mL。

④ 推荐喝白水或茶水，少喝或不喝含糖饮料，不用饮料代替白水。

准则七　会烹会选，会看标签

核心推荐：

① 在生命的各个阶段都应做好健康膳食规划。

② 认识食物，选择新鲜的、营养素密度高的食物。

③ 学会阅读食品标签，合理选择预包装食品。

④ 学习烹饪、传承传统饮食，享受食物天然美味。

⑤ 在外就餐，不忘适量与平衡。

准则八　公筷分餐，杜绝浪费

核心推荐：

① 选择新鲜卫生的食物，不食用野生动物。

② 食物制备生熟分开，熟食二次加热要热透。

③ 讲究卫生，从分餐公筷做起。

④ 珍惜食物，按需备餐，提倡分餐不浪费。

⑤ 做可持续食物系统发展的践行者。

附录二 中国居民平衡膳食宝塔（2022）

中国居民平衡膳食宝塔是根据中国居民膳食指南结合中国居民的膳食结构特点设计的，它把平衡膳食的原则转化成各类食物的重量，并以宝塔图形表示，便于群众理解和在日常生活中实行。它直观地告诉居民食物分类的概念及每天各类食物的合理摄入范围，也就是说它告诉消费者每日应吃食物的种类和相应的数量，对合理调配平衡膳食进行具体指导，故称之为《中国居民平衡膳食宝塔》。

《中国居民平衡膳食宝塔（2022）》如附图 1。

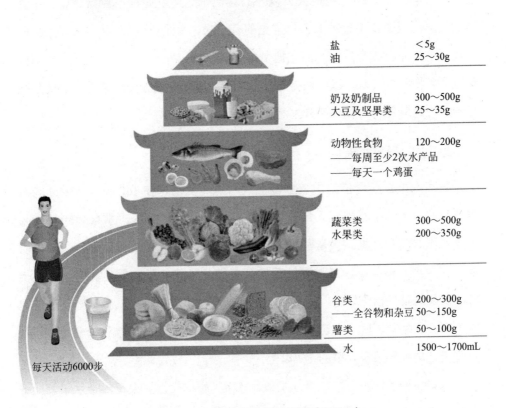

附图 1 中国居民平衡膳食宝塔（2022）

第一层　谷薯类食物

谷薯类是膳食能量的主要来源（碳水化合物提供总能量的 50%～65%），也是多种微量营养素和膳食纤维的良好来源。膳食指南中推荐 2 岁以上健康人群的膳食应做到食物多样、合理搭配。谷类为主是合理膳食的重要特征。在 1600～2400kcal 能量需要量水平下的一段时间内，建议成年人每人每天摄入谷类 200～300g，其中包含全谷物和杂豆类 50～150g；另外，薯类 50～100g，从能量角度，相当于 15～35g 大米。

谷类、薯类和杂豆类是碳水化合物的主要来源。谷类包括小麦、稻米、玉米、高粱等及其制品，如米饭、馒头、烙饼、面包、饼干、麦片等。全谷物保留了天然谷物的全部成分，是理想膳食模式的重要组成，也是膳食纤维和其他营养素的来源。杂豆包括大豆以外的其他干豆类，如红小豆、绿豆、芸豆等。我国传统膳食中整粒的食物常见的有小米、玉米、绿豆、红豆、荞麦等，现代加工产品有燕麦片等，因此把杂豆与全谷物归为一类。2 岁以上人群都应保证全谷物的摄入量，以此获得更多营养素、膳食纤维和健康益处。薯类包括马铃薯、红薯等，可替代部分主食。

第二层　蔬菜水果

蔬菜水果是膳食指南中鼓励多摄入的两类食物。在 1600～2400kcal 能量需要量水平下，推荐成年人每天蔬菜摄入量至少达到 300g，水果 200～350g。蔬菜水果是膳食纤维、微量营养素和植物化学物的良好来源。蔬菜包括嫩茎、叶、花菜类、根菜类、鲜豆类、茄果瓜菜类、葱蒜类、菌藻类及水生蔬菜类等。深色蔬菜是指深绿色、深黄色、紫色、红色等有颜色的蔬菜，每类蔬菜提供的营养素略有不同，深色蔬菜一般富含维生素、植物化学物和膳食纤维，推荐每天占总体蔬菜摄入量的 1/2 以上。

水果多种多样，包括仁果、浆果、核果、柑橘类、瓜果及热带水果等。推荐吃新鲜水果，在鲜果供应不足时可选择一些含糖量低的干果制品和纯果汁。

第三层　鱼、禽、肉、蛋等动物性食物

鱼、禽、肉、蛋等动物性食物是膳食指南推荐适量食用的食物。在1600～2400kcal能量需要量水平下，推荐每天鱼、禽、肉、蛋摄入量共计120～200g。

新鲜的动物性食物是优质蛋白质、脂肪和脂溶性维生素的良好来源，建议每天畜禽肉的摄入量为40～75g，少吃加工类肉制品。目前我国汉族居民的肉类摄入以猪肉为主，且增长趋势明显。猪肉含脂肪较高，应尽量选择瘦肉或禽肉。常见的水产品包括鱼、虾、蟹和贝类，此类食物富含优质蛋白质、脂类、维生素和矿物质，推荐每天摄入量为40～75g，有条件可以优先选择。蛋类包括鸡蛋、鸭蛋、鹅蛋、鹌鹑蛋、鸽子蛋及其加工制品，蛋类的营养价值较高，推荐每天1个鸡蛋（相当于50g左右）。吃鸡蛋不能丢弃蛋黄，蛋黄含有丰富的营养成分，如胆碱、卵磷脂、胆固醇、维生素A、叶黄素、锌、B族维生素等，无论对多大年龄人群都具有健康益处。

第四层　奶类、大豆和坚果

奶类和豆类是鼓励多摄入的食物。奶类、大豆和坚果是蛋白质和钙的良好来源，营养素密度高。在1600～2400kcal能量需要量水平下，推荐每天应摄入至少相当于鲜奶300g的奶类及奶制品。在全球奶制品消费中，我国居民摄入量一直很低，多吃各种各样的乳制品，有利于提高乳类摄入量。

大豆包括黄豆、黑豆、青豆，其常见的制品如豆腐、豆浆、豆腐干及千张等。坚果包括花生、葵花子、核桃、杏仁、榛子等，部分坚果的营养价值与大豆相似，富含必需脂肪酸和必需氨基酸。推荐大豆和坚果摄入量共为25～35g，其他豆制品摄入量需按蛋白质含量与大豆进行折算。坚果无论作为菜肴还是零食，都是食物多样化的良好选择，建议每周摄入70g左右（相当于每天10g左右）。

第五层　烹调油和盐

油盐作为烹饪调料必不可少，但建议尽量少用。推荐成年人平均每天烹调油不超过 25～30g，食盐摄入量不超过 5g。按照 DRIs 的建议，1～3 岁人群膳食脂肪供能比应占膳食总能量 35%；4 岁以上人群占 20%～30%。在 1600～2400kcal 能量需要量水平下脂肪的摄入量为 36～80g。其他食物中也含有脂肪，在满足平衡膳食模式中其他食物建议量的前提下，烹调油需要限量。按照 25～30g 计算，烹调油提供 10% 左右的膳食能量。烹调油包括各种动植物油，植物油如花生油、大豆油、菜籽油、葵花籽油等，动物油如猪油、牛油、黄油等。烹调油也要多样化，应经常更换种类，以满足人体对各种脂肪酸的需要。

我国居民食盐用量普遍较高，盐与高血压关系密切，限制食盐摄入量是我国长期行动目标。除了少用食盐外，也需要控制隐形高盐食品的摄入量。

酒和添加糖不是膳食组成的基本食物，烹饪使用和单独食用时也都应尽量避免。

其他　身体活动和饮水

身体活动和水的图示仍包含在可视化图形中，强调增加身体活动和足量饮水的重要性。水是膳食的重要组成部分，是一切生命活动必需的物质，其需要量主要受年龄、身体活动、环境温度等因素的影响。低身体活动水平的成年人每天至少饮水 1500～1700mL（7～8 杯）。在高温或高身体活动水平的条件下，应适当增加饮水量。饮水不足或过多都会对人体健康带来危害。来自食物中水分和膳食汤水大约占 1/2，推荐一天中饮水和整体膳食（包括食物中的水，汤、粥、奶等）水摄入共计 2700～3000mL。

身体活动是能量平衡和保持身体健康的重要手段。运动或身体活动能有效地消耗能量，保持精神和机体代谢的活跃性。鼓励养成天天运动的习惯，坚持每天多做一些消耗能量的活动。推荐成年人每天进行至少相当于快步走

6000 步的身体活动，每周最好进行 150 分钟中等强度的运动，如骑车、跑步、庭院或农田的劳动等。一般而言，低身体活动水平的能量消耗通常占总能量消耗的 1/3 左右，而高身体活动水平者可高达 1/2。加强和保持能量平衡，需要通过不断摸索，关注体重变化，找到食物摄入量和运动消耗量之间的平衡点。

膳食宝塔没有建议食糖的摄入量，因为我国居民现在平均吃糖的量还不多，对健康的影响还不大。但多吃糖有增加龋齿的危险，尤其是儿童、青少年不应吃太多的糖和含糖高的食品及饮料。

附录三　老年人营养不良风险评估
（WS/T　552—2017）

本标准适用于 65 岁及以上老年人进行营养不良风险评估。

老年人营养不良风险评估表见附表 1。

附表 1　老年人营养不良风险评估表

基本情况					
姓名		年龄（岁）		性别	
身高（m）		体重（kg）		体质指数（BMI，kg/m²）	
联系电话					
初筛					
	0 分	1 分	2 分	3 分	
1.BMI	BMI＜19 或 BMI＞28	19≤BMI＜21 或 26＜BMI≤28	21≤BMI＜23 或 24＜BMI≤26	23≤BMI≤24	
2. 近 3 个月体重变化	减少或增加＞3kg	不知道	1kg≤减少≤3kg 或 1kg≤增加≤3kg	0kg＜减少＜1kg 或 0kg＜增加＜1kg	
3. 活动能力	卧床	需要依赖工具活动	独立户外活动	—	
4. 牙齿状况	全口 / 半全口	用义齿	正常	—	
5. 神经精神疾病	严重认知障碍或抑郁	轻度认知障碍或抑郁	无认知障碍或抑郁	—	
6. 近三个月有无饮食量变化	严重增加或减少	增加或减少	无变化	—	
总分 14 分，＜12 分提示有营养不良风险，继续以下评估；≥12 分提示无营养不良风险，无需以下评估					

续表

评估				
	0 分	0.5 分	1 分	2 分
7. 患慢性病数>3 种	是	—	否	—
8. 服药时间在一个月以上的药物种类>3 种	是	—	否	—
9. 是否独居	是	—	否	—
10. 睡眠时间	<5h/d	—	≥5h/d	—
11. 户外独立活动时间	<1h/d	—	≥1h/d	—
12. 文化程度	小学及以下	—	中学及以上	—
13. 自我感觉经济状况	差	一般	良好	—
14. 进食能力	依靠别人	—	自行进食稍有困难	自行进食
15. 一天餐次	1 次	—	2 次	3 次及以上
16. 每天摄入奶类；每天摄入豆制品；每天摄入鱼/肉/禽/蛋类食品	0~1 项	2 项	3 项	—
17. 每天烹调油摄入量	>25g	—	≤25g	—
18. 是否每天吃蔬菜水果 500g 及以上	否	—	是	—
19. 小腿围	<31cm	—	≥31cm	—

续表

评估		0分	0.5分	1分	2分
20.腰围	男	＞90cm	—	≤90cm	—
	女	＞80cm	—	≤80cm	—
小腿围（cm）				腰围（cm）	
年龄超过70岁总分加1分，即年龄调整增加的分值：0分，年龄＜70岁；1分，年龄≥70岁					
初筛分数（小计满分14分）： 评估分数（小计满分16分）： 量表总分（满分30分）：					

结果判定：

（a）若初筛总分≥12分提示无营养不良风险，无需评估。

（b）若初筛总分＜12分提示有营养不良风险，继续评估。

（c）若营养不良风险评估总分（初筛＋评估）≥24分，表示营养状况良好。

（d）若营养不良风险评估总分（初筛＋评估）＜24分，当BMI≥24（或男性腰围≥90cm，女性腰围≥80cm）时，提示可能是肥胖/超重型营养不良或有营养不良风险。

（e）若营养不良风险评估总分（初筛＋评估）17～24分，表示有营养不良风险。

（f）若营养不良风险评估总分（初筛＋评估）≤17分，表示有营养不良。

参考文献

[1] 孙长颢.营养与食品卫生学 [M]. 8 版.北京：人民卫生出版社，2017.

[2] 中国营养学会.中国居民膳食指南（2022）[M].北京：人民卫生出版社，2022.

[3] 中国营养学会.中国居民膳食营养素参考摄入量（2023 版）[M].北京：人民卫生出版社，2023.

[4] 何志谦.人类营养学 [M]. 3 版.北京：人民卫生出版社，2009.

[5] 顾景范，杜寿玢，郭长江.现代临床营养学 [M]. 2 版.北京：科学出版社，2009.

[6] 焦广宇，蒋卓勤.临床营养学 [M]. 3 版.北京：人民卫生出版社，2010.

[7] 杨月欣.中国食物成分表 [M]. 6 版.北京：北京大学医学出版社，2019.

[8] 席焕久，陈昭.人体测量方法 [M]. 2 版.北京：科学出版社，2010.

[9] 中华医学会糖尿病学分会，中国医师协会内分泌代谢科医师分会，中华医学会内分泌学分会，等.中国 1 型糖尿病诊治指南（2021 版）[J].中华糖尿病杂志，2022，14（11）：1143-1250.

[10] 陈炎，陈亚蓓，陶荣芳.《2016 年中国成人血脂异常防治指南》内容介绍 [J].中国实用内科杂志，2017，37（S1）：38-42.

[11] 蔡东联.实用营养师手册 [M].北京：人民卫生出版社，2009.

[12] 孙长颢，刘金峰.现代食品卫生学 [M]. 2 版.北京：人民卫生出版社，2018.

[13] 中国营养学会 . 食物与健康——科学证据共识 [M]. 北京：人民卫生出版社，2016.

[14] 中国高血压防治指南修订委员会，高血压联盟（中国），中国医疗保健国际交流促进会高血压病学分会，等 . 中国高血压防治指南（2024 年修订版）[J]. 中华高血压杂志，2024，32（7）：603-700.

[15] 中华医学会糖尿病学分会 . 中国 2 型糖尿病防治指南（2020 年版）[J]. 中华糖尿病杂志，2021，13（4）：315-409.